HISTOIRE D'UN LIVRE

MICHEL SERVET

ET LA CIRCULATION PULMONAIRE

PAR

M. ACHILLE CHÉREAU

BIBLIOTHÉCAIRE DE LA FACULTÉ DE MÉDECINE DE PARIS
MEMBRE DE L'ACADÉMIE DE MÉDECINE, ETC.

(LECTURE FAITE A L'ACADÉMIE DE MÉDECINE DE PARIS DANS SA SÉANCE ANNUELLE ET PUBLIQUE DU 15 JUILLET 1879)

PARIS
G. MASSON, ÉDITEUR
LIBRAIRE DE L'ACADÉMIE DE MÉDECINE
120, Boulevard Saint-Germain.

HISTOIRE D'UN LIVRE

MICHEL SERVET

ET LA CIRCULATION PULMONAIRE

PAR

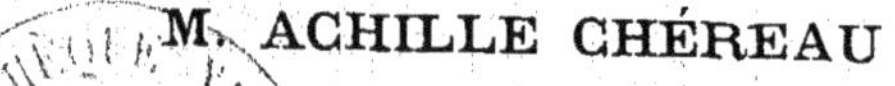

M. ACHILLE CHÉREAU

BIBLIOTHÉCAIRE DE LA FACULTÉ DE MÉDECINE DE PARIS
MEMBRE DE L'ACADÉMIE DE MÉDECINE, ETC.

(LECTURE FAITE A L'ACADÉMIE DE MÉDECINE DE PARIS DANS SA SÉANCE ANNUELLE
ET PUBLIQUE DU 15 JUILLET 1879)

PARIS
G. MASSON, EDITEUR
LIBRAIRE DE L'ACADÉMIE DE MÉDECINE
Boulevard Saint-Germain et rue de l'Éperon
EN FACE DE L'ÉCOLE DE MÉDECINE
1879

PARIS. — IMPRIMERIE E. MARTINET, RUE MIGNON, 2

HISTOIRE D'UN LIVRE

MICHEL SERVET

ET LA CIRCULATION PULMONAIRE

Je viens devant l'Académie combattre une légende dont l'origine remonte à près de deux siècles, et qui, entretenue, accréditée par les historiens qui se sont occupés des annales de la médecine, a reçu encore de nos jours un nouveau relief de popularité sous la plume éloquente et autorisée de l'illustre Flourens.

Je viens démontrer, — je l'espère, du moins, — que l'Espagnol Michel Servet n'est point l'auteur de la découverte de la *circulation pulmonaire*, ou *petite circulation*, et que tout l'honneur doit en être laissé à l'Italien Mathieu Realdo Colombo, de Crémone.

Il y a, je le sais, quelque témérité et quelque danger à abaisser le piédestal sur lequel on a élevé l'infortuné martyr; mais tout sentiment doit s'effacer devant les droits imprescriptibles de l'histoire et de la vérité.

Ce n'est pas un petit honneur que de pouvoir attacher son nom à la découverte de la petite circulation : cette dernière est le point de départ, l'origine de la conquête de la circulation générale; et du moment que, par une conception hardie, un éclair de génie a pu faire deviner, après des siècles d'attente, que le sang, parvenu aux derniers ramuscules d'un ordre de vaisseaux, pouvait être repris, après avoir été modifié dans ses caractères, par les ramuscules d'un autre ordre de vaisseaux, le chemin conduisant à une des plus brillantes acquisitions de la physiologie était ouvert. Pour moi, comme pour MM. Renzi, Kirchner, Ceradini, etc., c'est Colombo qui a tracé le premier cette voie. Je vais essayer de le prouver, et j'espère, grâce à la bienveillante attention de l'Académie, lui faire partager la conviction qui m'anime, la certitude dont je suis pénétré.

Depuis une trentaine d'années, Servet a été le sujet de travaux fort importants. MM. Albert Rilliet, Renzi, Émile Saisset, Ceradini, Martin Kirchner, Charles Dardier, Willis et Henry Tollin, pour ne citer que les principaux, ont étudié cette singulière personnalité du seizième siècle avec un soin et une ardeur dignes des plus grands éloges. M. Tollin, surtout, a consacré vingt ans de sa vie à suivre avec passion le martyr dans toutes les phases de son existence, parcourant l'Allemagne, la Suisse, la France et l'Italie méridionale; cherchant partout, avec un enthousiasme sans pareil, l'idole de ses patientes investigations, son héros. Nous avons lu, étudié et médité la plupart de ses ouvrages. Aucun des arguments avancés, aucune des prétendues preuves mises en relief n'ont pu nous convaincre que nous faisions fausse route dans la thèse que nous allons défendre. D'ailleurs, il est bien entendu que nous laissons absolument de côté Servet théologien; nous ne le considérons que sous le rapport de la découverte de la circulation pulmonaire. Médecin, c'est de Servet médecin que nous nous occupons. A ce point de vue, nous possédons une indépendance dont d'autres ne paraissent pas avoir su se couvrir.

I

Peut-être plusieurs d'entre vous, Messieurs, connaissent, à Genève, la colline appelée *le Champel*. C'est le *champ du bourreau*, célèbre par les exécutions capitales qui y ont été faites, et par un champ de repos où étaient inhumés les corps des suppliciés. Elle était située à peu de distance des murailles de la ville, du côté du midi, et fait partie maintenant de sa banlieue. De son sommet le regard s'étend sur un des plus ravissants paysages de la contrée. Dans le lointain, ce sont les belles eaux et les rives enchanteresses du lac de Genève, l'amphithéâtre immense de la chaîne du Jura, les croupes onduleuses qui forment la vallée du Léman; et tout autour, au bas du coteau, de riantes, verdoyantes et charmantes campagnes.

C'est là que le 26 octobre 1553, dès la pointe du jour, on avait érigé un .bûcher, c'est-à-dire un bâtis en pierres, de forme cubique, portant à sa partie supérieure un lourd et grossier poteau de bois, et comme noyé dans un lacis de branches de chêne encore verdoyantes et chargées de feuilles et de quelques solives vermoulues. Au poteau étaient attachées des chaînes de fer qui rasaient le sol.

On devait, ce jour-là, brûler un homme.

En effet, vers deux heures de l'après-midi, on vit arriver, à pied, les mains liées au dos, entouré de gardes, de gens de justice et de gens d'église, un homme d'une quarantaine d'années, maigre, pâle, défait, portant une longue barbe à la manière du temps. Il avait une vague ressemblance avec le Christ, au nom duquel on allait le tuer. Il avait traversé une partie de la ville, glissé sous la porte du château, traversé la place de Bourg-de-Four, gravi la rue Saint-Antoine; et, se dirigeant de là du côté du midi, il était arrivé au lieu du supplice, suivi d'une foule compacte qui s'était grossie peu à peu sur son chemin.

Le bourreau était là qui l'attendait, qui le poussa au pied du poteau, l'assujettit à ce dernier au moyen des chaînes de fer, lui maintint droit le cou par quatre ou cinq tours d'une forte corde, lui attacha aux flancs un livre, cause et compagnon du supplice, et lui plaça sur la tête une couronne faite de paille et enduite de soufre. Armé d'une torche résineuse, ce même bourreau mit le feu aux broussailles. En quelques instants les flammes tourbillonnèrent autour de la créature humaine. Mais ce ne fut pas pour longtemps, car les branches, encore humides de la rosée du matin, étaient récalcitrantes, et un vent violent s'était tout à coup élevé, qui chassait les flammes du bûcher comme pour protester contre le crime; de sorte qu'il fallut deux ou trois heures pour que la victime rendît l'âme, n'ayant pas cessé de crier : « O malheureux que je suis, qui ne peux terminer ma vie!... Les deux cents couronnes d'or que vous m'avez prises, le collier d'or que j'avais au cou et que vous m'avez arraché ne suffisaient-ils pas pour acheter le bois nécessaire à me consumer!... O Dieu éternel, prends mon âme!... O Jésus, Fils du Dieu éternel, aie pitié de moi!... » Et il y avait là Guillaume Farel, le vicaire de Calvin, qui, lui aussi, exclamait : « Crois à Jésus, l'éternel Fils de Dieu. » Et le martyr de répondre : « Je crois que le Christ est le Fils véritable de Dieu, mais non éternel (1). »

A la fin, pourtant, le martyre cessa... Les fagots disparurent, le poteau s'affaissa sur lui-même, crépitant, laissant échapper des flots de fumée. Il ne resta plus qu'un tas de cendres poisseuses qu'avec un ratcau immonde l'on jeta aux vents.

Quel était donc cet homme que l'on venait de torturer ainsi et de brûler?

Il s'appelait MICHEL SERVET.

Quel avait donc été son crime?

Il avait pensé et écrit comme ne pensaient pas et n'écrivaient pas les autres. Lui, huguenot, il avait été condamné aux flammes par les catholiques, et, leur ayant échappé par la fuite, il était tombé entre les mains des calvinistes, qui le guettaient depuis longtemps et qui, cette fois, avaient obtenu contre lui cet arrêt :

« Toy, Michel Servet, condamnons à debvoir estre lié et » mené au lieu de Champel, et là debvoir estre à un piloris » attaché et bruslé tout vifz avec ton livre, tant escript de ta » main que imprimé, jusques à ce que ton corps soit réduit en » cendres; et ainsi finiras tes jours pour donner exemple aux » autres qui tel cas vouldroient commettre. »

Quatre mois auparavant, le même Servet, jeté dans les cachots de Vienne, en Dauphiné, condamné aussi à être brûlé vif à petit feu, avait pu échapper par la fuite à l'affreuse inquisition; mais l'arrêt n'atteignit pas moins le contumax, lequel fut brûlé en effigie. A défaut de l'homme, on tourmentait son masque.

Le 17 juin 1553, vers l'heure de midi, — il fallait un beau soleil pour ces sortes de spectacles, — les habitants de ladite

(1) Ch. Sandius. *Bibliotheca Antitrinitariorum*. Freistadii, 1684, in-8°, p. 6 et suiv.

ville de Vienne purent admirer, devant la porte même du palais Delphinal, l'effigie de Servet, c'est-à-dire une espèce de mannequin exécuté par le bourreau, François Bérodi. Attirés par la curiosité, ils attendirent. Au bout d'environ une heure, ils virent le sombre exécuteur hisser le mannequin sur un tombereau, avec cinq balles de feuilles imprimées (1). Le tombereau traîné par un cheval vigoureux s'ébranla ; il parcourut les rues, les carrefours de la ville, s'arrêta quelques instants au lieu où se tenait le marché public ; puis de là il se dirigea du côté de la place appelée *la Charnève*. Là il y avait, plantée sur le sol, une potence. Le bourreau descendit du tombereau le mannequin et les balles de papier imprimé ; il attacha le mannequin à la potence, et, armé d'une torche, il mit le feu... En quelques instants tout fut consumé... Étaient présents à l'exécution, en qualité de témoins officiels : Guigues Ambrosin, crieur et trompette à Vienne ; Claude Reymet, Michel Basset, sergents delphinaux ; Sermet des Champs, bolenger, « et plusieurs aultres gens illec assemblez pour veoir faire la dite exécution ».

II

Pourtant deux exemplaires du livre voué ainsi à la destruction ont pu échapper aux flammes. L'un est à la Bibliothèque de Vienne, en Autriche, et fut donné, en 1786, à l'empereur Joseph II par le comte Samuel Peleki de Szek, qui fut récompensé de sa générosité par le don d'un splendide diamant (2).

(1) Ces cinq balles de feuilles imprimées du *Christianismi restitutio* avaient été envoyées à Lyon par Servet, qui chargea un ouvrier imprimeur, nommé Thomas Straton, de les déposer chez Pierre Merrin, fondeur de caractères. C'est là que le 3 mai l'inquisiteur et le grand vicaire de Vienne, chargés d'instruire contre l'hérétique, trouvèrent ces feuilles, qui furent rapportées à Vienne, mises dans une des chambres de l'archevêché, pour être ensuite brûlées avec l'effigie de l'auteur. (Voir d'Artigny ; *Nouv. mém. d'Hist., de Crit. et de Litt.*; 1749, in-8°, t. II, p. 123.)

(2) Je tiens à remercier ici publiquement M. Birk, préfet de la bibliothèque impériale de Vienne, qui a bien voulu, à ma demande, me donner ces renseignements.

L'autre se trouve à la Bibliothèque nationale de Paris. Tout le monde peut le voir, inventorié sous le n° D. 2. 11274, parmi les richesses bibliographiques exposées d'une manière permanente dans la grande et magnifique galerie Mazarine, qui précède les salles du département des manuscrits (n° 369).

L'ouvrage porte ce titre :

Christianismi Restitvtio. Totius ecclesiæ apostolicæ est ad sua limina vocatio, in integrum restituta cognitione Dei, fidei Christi, iustificationis nostræ, regenerationis baptismi, et cœnæ domini manducationis. Restituto denique nobis regno cœlesti Babylonis impiæ captiuitate soluta, et Antichristo cum suis penitus destructo.

בעת ההיא יעמור מיכאל השר

καὶ ἐγένετο πόλεμος ἐν τῷ οὐρανῷ

M.D.LIII

C'est-à-dire :

Restauration du Christianisme. Toute l'Église apostolique rappelée à son origine, à la véritable et pure connaissance de Dieu, de la foi chrétienne, de notre purification, de notre régénération et de notre baptême, et de la cène du Seigneur; enfin la restitution de notre règne céleste, la fin de la captivité impie de Babylone, la ruine finale de l'Antechrist.

C'est un volume de format in-8°. Le proemium commence à la page 5, laquelle contient 28 lignes, sans celle de la réclame; le premier feuillet du texte a 30 lignes, et les pages qui sont entières, 33 lignes. Il finit à la page 734, qui en contient 21, et par ces trois lettres M. S. V. (Michael Servetus Villanovanus), 1553. Il y a de plus un *Errata* de 15 lignes. La reliure est une de celles qu'on appelle à compartiments polychromes; elle paraît dater du milieu du dix-septième siècle et provenir d'un atelier anglais.

De plus, remarquez bien cela, le volume porte des traces de brûlures, les soixante-quatre premiers feuillets, notamment, ont été léchés sur les bords par les flammes, et ont été *rous-*

sis; les feuillets 142 à 152, 494 à 500 ont été troués à jour, dans un diamètre d'une pièce de vingt sous au moins, comme si un charbon ardent s'y était reposé un instant.

Nous sommes, tout le fait croire, en présence de l'un des exemplaires qui faisaient partie des cinq balles en feuilles qu'à Vienne, sur la place la Charnève, le bourreau jeta dans les flammes avec l'effigie de l'auteur, le 17 juin 1553, et qu'une main inconnue arracha à la destruction.

Nous avons là, très probablement, l'exemplaire même qui a servi à Calvin et à Colladon, son complice dans cet horrible drame, pour faire condamner Servet.

En effet, le volume se termine par deux feuillets de papier blanc sur lesquels Colladon, qui signe, a écrit de sa propre main un *Index* spécifiant les passages les plus compromettants de l'ouvrage, — *eorum qui in impurissimo hocce opere continentur Index;* — et dans le corps même du livre on peut voir ces mêmes passages signalés, soit par des notes confiées aux marges, soit par des *soulignés.*

Il y a aussi deux autres notes émanées de deux propriétaires, R. Mead et de Boze, dont nous allons parler dans le paragraphe suivant.

Enfin le nom de l'imprimeur n'est pas indiqué; mais l'on sait que ce fut Balthazar Arnollet, de Vienne, qui organisa pour cela un atelier clandestin, et qui commença le livre le 29 septembre 1552, pour le finir le 3 janvier 1553.

Il en fut tiré 800 exemplaires aux frais de l'auteur.

III

L'ouvrage intitulé *Christianismi Restitutio* est le plus rare de tous les livres connus, puisque l'exemplaire possédé par la Bibliothèque nationale de Paris fut arraché aux flammes appelées à le dévorer avec les autres. Mais avant de faire partie des inappréciables trésors bibliographiques de la rue Richelieu, il a eu ses étapes et a enrichi les cabinets de bibliophiles et de curieux.

Aussi haut que l'on puisse remonter, on le trouve, au commencement du dix-huitième siècle, à Cassel, capitale de l'électorat de Hesse-Cassel. Mais vers l'année 1720 il n'y était plus, et ce fut en vain qu'à cette époque le prince François-Eugène de Savoie-Carignan, accompagné du landgrave, demanda, en passant à Cassel, à voir le fameux livre. Il avait disparu... Comment?... On n'en sut jamais rien.

Toujours est-il que, quelque vingt ans après, le *Christianismi Restitutio* reposait sur les rayons de la magnifique bibliothèque de Richard Mead, médecin anglais, bien connu par ses nombreux travaux, par son amour éclairé pour les livres, pour les antiquités, et qui mourut le 16 février 1754. Richard Mead avait beaucoup voyagé, dans l'espoir précisément d'augmenter ses collections; il avait parcouru la France, l'Italie, l'Allemagne, et c'est sans doute dans cette dernière contrée qu'il put acheter le livre dont il est question ici, livre soustrait, selon toute apparence, à la bibliothèque publique de Cassel. « Rien n'a pu échapper à vos recherches, lui écrivait en 1740 Des Maizeaux, dans une édition du *Scaligerana* (1). On demanderait en vain, dans les plus célèbres bibliothèques de l'Europe, le fameux livre de Servet, de la *Restitution du Christianisme*, qui est un des ornements de la vôtre. C'est le seul exemplaire qui ait échappé aux flammes. » Néanmoins, un jour, Richard Mead se dessaisit de son joyau, et il en fit don à son ami et correspondant Claude Gros de Boze, numismate parisien, dont la riche bibliothèque fut vendue en 1753 (2).

Ce fut le président de Cotte qui se rendit acquéreur du *Christianismi Restitutio*, moyennant 1200 livres.

Puis le livre passe dans le cabinet de Louis-Jean Gaignat, bibliophile français et amateur de tableaux.

Ensuite il arrive chez le duc de Lavallière, auquel il est adjugé pour la somme de 3810 livres.

Le duc meurt en 1783; on va vendre sa splendide collection. L'abbé des Aulnays, alors conservateur de la bibliothèque du roi, s'émeut à la pensée que le livre de Servet pourrait échapper à la France; en prévision du prix élevé qu'il

(1) Amsterdam, 1740, 2 vol. in-8°. Épître de Des Maizeaux à Mead.

(2) Le catalogue en a été publié. Paris, 1753, in-8°. Le livre de Servet y occupe le numéro 189.

semblait devoir atteindre, il adresse un rapport à Lenoir, lieutenant de police; et le baron de Breteuil, ministre, donne l'ordre d'achat. Le livre reste chez nous moyennant 4121 livres, somme que l'on pourrait quintupler en considérant la valeur actuelle de l'argent (1).

Au reste, le médecin anglais Richard Mead, avant de faire cadeau de son édition originale à son ami de Boze, avait entrepris de la faire réimprimer. Mais arrivé à la 252e page, il abandonna, on ne sait pourquoi, son projet. Cette réimpression incomplète, et tirée à un unique exemplaire, forme deux volumes in-4°, qui furent adjugés 1700 livres à la vente du duc de Lavallière (2).

Nous aurons épuisé ce qu'il y a de vraiment curieux dans cette histoire, en ajoutant que la *Restauration du Christianisme* a été réimprimée en 1791, à Nuremberg, par Rau, page pour page de l'édition originale, mais non ligne pour ligne, comme on l'a prétendu. La voici cette édition de Nuremberg, que possède la bibliothèque de la Faculté de médecine de Paris. Il sera toujours facile de reconnaître cette réimpression : l'édition de Vienne a 33 lignes à la page; celle de Nuremberg en a 36; dans l'édition de Vienne les lignes ont 87 millimètres de longueur; dans l'édition de Nuremberg elles en ont 77 ; c'est-à-dire que l'imprimeur de Nuremberg ayant fait les lignes plus courtes que son confrère de Vienne, il en a augmenté le nombre pour que les pages se correspondissent exactement dans les deux éditions, et qu'à la rigueur on pût prendre ces dernières l'une pour l'autre. Il faut ajouter que l'*Errata* n'est pas le même, et que l'édition de 1553 offre dans les mots des abréviations qui ne sont pas dans celle de 1791. Enfin le caractère typographique employé n'est pas le même.

Loin de moi la pensée de chercher à analyser ce livre, amas bizarre, confus, indigeste et extraordinaire d'élucubrations

(1) T. Mortreuil. *La Biblioth. nat., son origine et son accroissement*. 1878, in-8°.

(2) Voy. Peignot. *Répertoire de bibliographies spéciales anciennes et instructives*. Paris, 1810, in-8°, p. 126. — *Catalogue des livres de la bibliothèque de feu M. le duc de Lavallière*. Paris, 1783, in-8°, n° 914.

théologiques et scolastiques, qui étaient fort en vogue au milieu du seizième siècle, qui n'ont plus cours aujourd'hui, qui nous font hausser les épaules, et à l'ombre desquelles on brûlait des créatures humaines. Ce qu'on y peut dévoiler de plus clair, c'est que Servet, attaché à la secte arienne ou socinienne, y défend avec une ténacité incomparable, et des développements inouis, l'idée antitrinitaire, niant la Sainte Trinité, qu'il traite de pure imagination, de chimère, de déité métaphysique, de chien d'enfer à trois têtes, de fantôme diabolique, de monstre poétique, d'illusion de Satan, ne voulant point reconnaître trois personnes en Dieu, se prononçant avec force contre l'Eglise romaine, traitant la messe d'imitation babylonique et de cérémonie de Satan, se déclarant hardiment antipapiste, bravant à la fois l'Eglise romaine et l'Eglise calviniste.

IV

J'ai hâte d'arriver aux quatre ou cinq pages dans lesquelles le martyr *du Champel*, noyant l'élément scientifique dans un océan de spéculations métaphysiques, expose d'une manière assez précise la circulation pulmonaire ou petite circulation. On pourrait, à l'exemple de Flourens, analyser très brièvement ces pages, séparer l'ivraie du bon grain. Il vaut mieux, ce nous semble, en donner simplement la traduction, ne s'occupant guère de la forme littéraire pour tout sacrifier à l'exactitude. Il nous faut un Servet scientifique tout entier. Rappelons seulement que sa thèse peut se résumer ainsi : « L'âme est dans le » sang, dit la Sainte Écriture ; elle est soufflée par Dieu à » travers la bouche et les narines, et va se loger dans le ven- » tricule gauche. Donc, pour bien comprendre les pérégrina- » tions de l'âme, il faut connaître la marche de l'air et du » sang. » Et c'est ainsi qu'il est amené à esquisser, dans un livre purement théologique, la théorie de la circulation pulmonaire. A la place de l'âme de Servet mettez l'oxygène avec ses propriétés vivifiantes, l'explication sera à peu près complète. Voici donc les propres paroles de Servet (1).

(1) Dans cette traduction, nous laissons à l'artère pulmonaire et aux veines

« Afin, lecteur, que tu aies l'explication entière de l'âme et de l'esprit, j'ajouterai ici une divine philosophie que tu comprendras aisément, pourvu que tu sois versé en anatomie. En nous, et venant des trois éléments supérieurs, existe un esprit triple, le naturel, le vital et l'animal... L'esprit vital est celui qui par anastomoses est communiqué des artères dans les veines, où il est dit naturel. Le premier esprit est donc le sang, dont le siège est dans le cœur et dans les veines du corps. Le second esprit est l'esprit vital, dont le siège est dans le cœur et dans les artères du corps. Le troisième esprit est l'esprit animal, — espèce de rayon lumineux, — dont le siège est dans le cerveau et dans les nerfs du corps. Dans tous ces esprits gisent l'esprit et l'énergie de Dieu. Que cet esprit naturel soit communiqué du cœur au foie, cela est enseigné par la formation de l'homme dans l'utérus. En effet, l'artère est envoyée, jointe à la veine, dans l'ombilic du fœtus lui-même ; et par là l'artère et la veine sont toujours jointes ensemble. C'est d'abord au cœur que se communique l'âme inspirée à Adam par Dieu, et du cœur elle passe au foie. L'âme est réellement conduite par l'inspiration, par la bouche et les narines ; mais l'inspiration tend au cœur. Le cœur est le premier vivant, la source de la chaleur au milieu du corps. Du foie le cœur prend la liqueur de la vie, en tant que matière, et la vivifie à son tour : de même l'eau qui fournit la matière aux éléments supérieurs, et qui, la lumière aidant, est vivifiée par la végétation. Ainsi que tu vas l'apprendre, c'est par une admirable élaboration que du sang du foie vient la matière de l'âme. Aussi dit-on que l'âme est dans le sang, que l'âme est le sang lui-même ou l'esprit sanguin. On ne dit pas que l'âme est principalement dans l'intérieur du cœur, ou dans le corps même du cerveau, ou dans le foie, mais bien dans le sang, ainsi que l'enseigne Dieu lui-même. (Genèse, IX ; Lévit., XVII et Deut., XII.)

» Pour bien comprendre cela, il faut saisir la génération substantielle de l'esprit vital lui-même, lequel se compose et se nourrit de l'air inspiré et d'un sang très subtil. L'esprit vital

pulmonaires leurs noms modernes. On sait que pour les anciens l'*artère pulmonaire* était la veine *artérieuse*, et les *veines pulmonaires l'artère veineuse*.

a son origine dans le ventricule gauche du cœur, *sa génération étant surtout aidée par les poumons*. C'est un esprit ténu, élaboré par la force de la chaleur, d'une couleur jaune, d'une puissance ignée, comme si c'était la vapeur transparente d'un sang le plus pur, ayant en soi la substance de l'eau, de l'air et du feu. Cet esprit vital doit sa naissance au mélange qui se fait dans les poumons, de l'air inspiré avec le sang subtil élaboré, que le ventricule droit communique au ventricule gauche. Mais cette communication n'a pas lieu, comme on le croit communément, par la cloison mitoyenne du cœur; mais par un grand artifice, le sang subtil est poussé, par un long conduit, du ventricule droit du cœur dans les poumons; par les poumons il est préparé; il devient jaune; et de l'artère pulmonaire il est transfusé dans la veine pulmonaire. Ensuite, dans cette même veine, il est mêlé à l'air et débarrassé par l'expiration de ses fuliginosités. Enfin tout le mélange est attiré au ventricule gauche par la diastole, aide nécessaire pour que l'esprit vital se fasse.

» Que la communication et la préparation se fassent ainsi par les poumons, cela est enseigné par la conjonction multiple et la communication de l'artère pulmonaire avec la veine pulmonaire dans les poumons. Cela est confirmé par l'amplitude remarquable de l'artère pulmonaire, laquelle n'eût pas été faite si ample, et le cœur n'eût pas envoyé une aussi grande puissance de sang très pur pour la seule alimentation de ces poumons, le cœur n'ayant pas été fait pour ce seul usage de nourrir les poumons; d'autant que dans l'embryon les poumons tirent leur nourriture d'ailleurs, puisque, comme l'enseigne Galien, les membranes ou valvules du cœur ne s'ouvrent qu'à la naissance. Donc, c'est pour un autre usage qu'au moment de la naissance le sang est transfusé, et en si grande abondance, du cœur dans les poumons. De plus, ce n'est pas de l'air simple qui est envoyé au cœur par les poumons au moyen de la veine pulmonaire, mais bien de l'air mêlé de sang; donc, le mélange se fait dans les poumons. La couleur jaune est donnée au sang spiritueux, non par le cœur, mais par les poumons. Dans le ventricule gauche du cœur, il n'y a pas un espace suffisant pour un si grand, si copieux mélange, et pour cette élaboration à la couleur jaune. Enfin, dépourvue qu'elle est de vaisseaux et de facultés, la cloison médiane du cœur n'est pas apte à cette communication et à cette élaboration, quoiqu'elle puisse laisser transsuder quelque chose. De la même manière que se fait dans le foie, à l'égard du sang, la transfusion, de la veine porte dans la veine cave, de la même manière se fait dans le poumon, à l'égard de l'esprit, le passage de l'artère pulmonaire dans la veine pulmonaire. Si quelqu'un compare ces choses avec ce qu'en a dit Galien (lib, VI et VII. *De usu partium*), il comprendra aisément la vérité que Galien n'a pas aperçue... (1)

» L'air inspiré par la trachée-artère est conduite aux poumons, afin de passer, élaboré par ces mêmes poumons, dans la veine pulmonaire, où il se mêle au sang jaune et subtil, et y est encore élaboré. Ensuite, tout le mélange est attiré, au moyen de la diastole, dans le ventricule gauche du cœur, où, par la vertu puissante et vivifiante du feu qui y est contenu, il parvient à sa perfection et devient esprit vital, beaucoup de matières excrémentitielles étant expirées dans cette élaboration. Le tout est comme la matière de l'âme elle-même... (2) »

Pas de doute possible : Michel Servet a connu la circulation pulmonaire, et en 1553, à propos de la formation du sang, de l'âme et des esprits, il l'a décrite avec une exactitude presque complète. Quoique, suivant en cela son contemporain Vésale, il admît que la cloison interventriculaire pouvait laisser transsuder quelque chose, — *licet aliquid resudare possit,* — il savait que le passage du sang du ventricule droit dans le ventricule gauche ne se fait pas à travers cette cloison, mais bien que le sang est conduit, par un long et merveilleux détour, du ventricule droit dans les poumons, où il est agité, *préparé*, où il devient *jaune*, et passe de l'artère pulmonaire dans la veine pulmonaire « au moyen de la conjonction variée et de la communication de ces deux vaisseaux dans les poumons ». C'est dans cette veine pulmonaire qu'il se mêle à l'air et qu'il est débarrassé de ses fuliginosités. Toutefois, ce même sang ne

(1) *Christianismi Restitutio*, p. 169-171.

(2) *Ibid.*, p. 178. Voyez à la fin de cette étude le texte latin.

subit pas *toute* son élaboration dans la veine pulmonaire, et il n'atteint sa perfection que dans le ventricule gauche, « sous la puissance vivifiante du feu qui y est contenu ». Servet ne connaissant pas le travail d'échange qui se fait dans les poumons, ne peut croire que le sang veineux y subisse toutes ses transformations, et il accorde au ventricule gauche du cœur un rôle erroné : celui de perfectionner ce sang veineux pour le rendre artériel. Ce qui domine surtout dans sa théorie, c'est la conception des radicules de l'artère pulmonaire s'abouchant, se continuant avec les radicules de la veine pulmonaire, seule condition pour que le cercle ne soit pas interrompu.

Ne suivons pas plus loin Servet : il ne dirait plus que des sottises, et ne se ferait que l'écho des erreurs qui régnaient de son temps touchant la grande circulation, et qui ne furent tout à fait jetées au vent que soixante-quinze ans plus tard par l'admirable synthèse de Guillaume Harvey.

Nous entendrons tout à l'heure un langage bien autrement scientifique, un langage dicté par une longue expérience, par de nombreuses observations faites sur le cadavre, par des vivisections dirigées avec talent et portant le sceau du génie ; un langage, que tout homme savant reconnaît pour sien, et tenu par un illustre anatomiste italien, au profit duquel nous revendiquons la gloire d'avoir compris, le premier, l'admirable mouvement du sang, du cœur dans les poumons et des poumons dans le cœur.

Mais pour la lucidité des arguments que nous avons à mettre en avant, il est nécessaire, non pas de détailler la biographie de Servet, qui est partout, mais bien de marquer chronologiquement les principales phases de cette existence si courte, si tourmentée, et qui s'est terminée sur un bûcher.

V

Michel Servet était né, d'après les meilleures recherches, en 1511, soit à Villanueva, dans l'Aragonais, soit à Tudéla dans la Navarre. Il se dit lui-même de cette dernière ville dans son interrogatoire ; et dans un document dont nous parlerons, il se déclare Navarrais, mais issu de parents espagnols. Pour cacher son individualité, il signe cependant *Michael Villanovanus*, quelquefois *Reves*, ce nom étant supposé être soit l'anagramme imparfait de Servet, soit le nom de sa mère.

A l'âge de dix-huit ans, il se met, en qualité de secrétaire, au service de Jean Quintana, confesseur de Charles-Quint, et passe en Italie, à la suite de cet empereur, dont il voit le couronnement, comme roi de Lombardie, à Bologne, le 22 février 1530.

Voilà un fait d'une certaine importance, et que je vous prie de remarquer : Servet a commencé son apprentissage de la vie en Italie, alors travaillée par le socinianisme et par l'arianisme ; mais en même temps illustrée par les progrès considérables qu'y faisait l'étude de l'anatomie ; en Italie, enfin, placée, dans sa partie méridionale, sous le sceptre de Charles-Quint, et faisant ainsi presque partie de la patrie de Servet. Ce dernier a pu assister là aux leçons de Jean-Baptiste Lombardus, de François Litigatus et de Realdo Colombo ; et nous prouverons tout à l'heure que ce dernier y professa la circulation pulmonaire malgré Aristote, malgré Galien, malgré Vésale lui-même.

Notons que Vésale, lui aussi, fut attaché à Charles-Quint, dont il suivit les armées en qualité de médecin-chirurgien. Vésale et Servet, qui étaient à peu près du même âge (deux ou trois ans de différence), ont dû s'y rencontrer ; ils étaient destinés à devenir condisciples ; tous deux aidèrent à Paris Gonthier d'Andernach dans ses dissections. Le maître leur rend hommage dans la dédicace de son livre à Jacques Ebulinus, médecin du prince de Cologne : « J'ai eu, dit-il, dans mes travaux deux » auxiliaires, savoir : André Vésale, qui me prêta même son » concours habile dans l'édition, publiée à Venise, de mes » *Commentaires;* l'autre est Michel Villanovanus, mon aide » ordinaire dans les dissections, jeune homme orné de toute » espèce de littérature, et à nul autre pareil en fait de doc- » trine de Galien (1). »

(1) « Quâ in re non admodum sane facili, auxiliarios habui : primum » Andream Vesalem... qui etiam nuper in eodem hoc commentario, Venetiis » excuso, egregiam operam præstitit. Post hunc, Michael Villanovanus, fami- » liariter mihi in consectionibus adhibitus est, vir omni literarum ornatissi-

Michael Villanovanus, on le sait, c'est Michel Servet.

En 1530, Servet est à Bâle et à Strasbourg, où il confère de ses sentiments antitrinitaires avec Œcolampade, Bucer et Capito.

En 1531, il va en France, bien décidé à y étudier la médecine, et assiste aux fameuses leçons que Sylvius, Fernel et Gonthier professaient dans les collèges de Paris ; nous venons de le voir, avec son ami Vésale, servant de prosecteur à l'un de ces illustres savants.

C'est de cette année 1531 que date la publication de son premier ouvrage hétérodoxe : *De Trinitatis erroribus*, dans lequel il professe déjà des idées qui devaient, vingt-huit ans plus tard, en faire un martyr, et qui jetèrent tant de malheureux dans les bûchers allumés par le sauvage acharnement du restaurateur des lettres contre les partisans de Luther (1).

Ce petit livre ne fut guère goûté. Aussi son jeune auteur — il n'avait que vingt ans — s'empressa-t-il de lui donner l'année suivante un frère cadet d'une complexion plus solide, qu'il baptisa ainsi : *Dialogorum de Trinitate libri duo*. Son avis au lecteur est bon à retenir : « Je rétracte, écrit-il, les sept livres que j'ai écrits dernièrement contre le sentiment reçu touchant la Trinité, non pas parce que les idées qui y sont émises sont fausses, mais parce que cet ouvrage est imparfait et comme écrit par un enfant pour des enfants... Au reste, ce qui s'y trouve de barbare, de confus et d'incorrect, doit être mis à la charge de mon impéritie et de l'incurie de l'imprimeur... »

En 1535, nous trouvons Servet à Lyon : Il y est en qualité de correcteur d'imprimerie, chez les Trechsel. Il y publie même une nouvelle édition de la version latine de la *Géographie de Ptolémée*, par Bilibald Pirckheymer. On le représente, non sans raison, s'attachant au fameux médecin lyonnais Symphorien Champier, initié par lui aux secrets de l'art et prenant dès lors du goût pour la médecine.

» mus, in Galeni doctrinâ vir nulli secundus. » (J. Guinterus, *Anatomicarum* » *institutionum*... Libri VIII. Lugduni, 1541, in-8°.)

(1) Voyez surtout le *Journal d'un bourgeois de Paris*, sous le règne de François Ier, publié par M. Ludovic Lalanne. 1854, in-8°, p. 145, 383, 464 et suiv.

Ce qu'il y a de certain, c'est qu'en 1537 Servet, après avoir publié, chez Simon Colin, un petit livre galénique intitulé : *Syruporum universa ratio*, est sur les bancs de la Faculté de médecine de Paris ; il y est en qualité de simple écolier (scholasticus). Toutes les biographies, peut-être une ou deux exceptées, assurent qu'il obtint le diplôme de docteur dans les écoles de la rue de la Bûcherie : cela est faux, absolument faux. Servet n'y a jamais été qu'écolier ; il n'a jamais été ni bachelier, ni licencié, ni docteur. Il y a un monument qui en fait foi : ce sont les registres mêmes de la vénérable école, qui dévoilent un fait bien curieux : à savoir, que Servet, adonné à l'astrologie judiciaire, livré à toutes les superstitions de cette science fausse et dangereuse, au nom de laquelle il publia même une *Apologie* (1), fut rejeté du sein de la compagnie de la rue de la Bûcherie, traîné au Parlement et exclu pour toujours de la Faculté. C'est Jean Tagault, alors doyen en charge (2), qui raconte le fait dans tous ses détails ; c'est lui que nous laisserons parler, en rendant en français sa narration latine :

« Un certain écolier en médecine, Michel Villanovanus, Espagnol de nation, ou, comme il le disait, de la Navarre, mais né d'un père espagnol, avait professé pendant quelques jours à Paris, en 1537, l'astrologie judiciaire ou divinatrice, lesquelles leçons il avait abandonnées après avoir appris que cette astrologie judiciaire avait été condamnée par les docteurs-médecins de la Faculté de Paris, soit dans les leçons qu'ils faisaient publiquement dans les écoles de médecine, soit dans les disputes. Indigné de ce que les opinions qu'il professait et sa divination étaient condamnées et confondues par tant de médecins, ce Villanovanus fit imprimer et répandit dans le public une certaine *Apologie*, dans laquelle il attaquait par des injures certains docteurs et même l'ordre tout entier, c'est-à-

(1) *Apologetica disceptatio pro Astrologiâ*. Cette pièce n'a jamais été, croyons-nous, retrouvée. Elle fut sans doute détruite par ordre du Parlement, sur les instances de la Faculté de médecine de Paris.

(2) Tagault fut un savant, et a laissé un traité de chirurgie estimé.

Natif de Vimy, dans le Pas-de-Calais, reçu docteur en 1524, nommé quatre fois doyen, 1534-1537, il mourut à Paris le 28 avril 1546.

dire le collège des médecins de Paris. *Il prédisait la guerre, les pestes, l'oppression de l'Eglise. Il prétendait que toutes les choses dans l'homme sont dépendantes du ciel et des astres;* et afin d'en imposer plus aisément aux ignorants, il confondait la véritable astronomie avec l'astronomie judiciaire.

« M'étant fait accompagner de deux collègues (car j'étais alors doyen), je fis avertir ledit Villanovanus qu'il ne mît point cette apologie en lumière; qu'autrement il aurait à s'en repentir. Il n'obéit point à ces avertissements; bien plus, en présence de plusieurs écoliers et de deux ou trois docteurs, dans la cour de notre École, et au sortir de la dissection d'un corps humain qu'il avait faite avec un chirurgien, il me menaça par des paroles acerbes. Il persista dans son projet, et les apologies furent imprimées et par lui répandues. Par une requête adressée au Parlement, nous demandâmes que ces *Apologies* ne fussent point mises en vente... Ramond, avocat du Roi, présenta de nouveau requête au procureur du Roi... Poussé par l'audace, Villanovanus eut la témérité de se présenter. Je m'y rendis avec quelques docteurs-médecins. Mais, à cause de certains empêchements de la cour, rien ne fut fait ce jour-là. Nous nous présentâmes encore plusieurs fois, mais nous fûmes de nouveau obligés de nous retirer. Alors, en pleine congrégation de l'Université tenue aux Mathurins, je demandai l'adjonction de l'Université elle-même. Toutes les Facultés m'accordèrent cela avec le plus grand plaisir. Villanovanus envoya vers moi quelques Italiens qui me demandaient que tout ce bruit fût apaisé. J'y consentis, pourvu qu'il avouât sa faute devant la Faculté. Villanovanus s'y refusa. Il se vantait de triompher du doyen et des médecins qu'il invectivait. Il annonçait et répandait le bruit par la ville que ni la Faculté de médecine, ni l'Université ne prendraient souci de l'affaire. Je détruisis ce faux bruit, et je renouvelai ma demande de l'adjonction de l'Université : ce qui me fut accordé, et d'autres choses encore. En effet, plusieurs personnes prises dans chacune des Facultés m'accompagnèrent au Parlement et assistèrent à l'audience. Je choisis deux avocats : Me Séguier pour l'Université, et Me Jacques Le Fébure pour la Faculté. Je les instruisis de ce qu'ils avaient à dire devant le Parlement.

» Ainsi renseignés et préparés, nous nous présentâmes le 18 mars (1537) devant la cour. Il y avait avec moi trois théologiens, deux docteurs en médecine, le doyen de la Faculté de droit canonique, et le procureur général de l'Université. L'affaire fut discutée en Parlement, les portes closes. Séguier plaida le premier pour l'Université; Le Fébure vint en second pour la Faculté de médecine; Marillac plaida le troisième pour l'astrologue divinateur, et il ne put rien dire pour défendre son client. Ramond, avocat du roi, parla admirablement après eux. Aussi, après les excellents arguments et les bonnes raisons donnés par lui et par nos avocats, l'astrologie judiciaire et divinatrice fut-elle condamnée... Le premier président lui-même se déchaîna contre elle, combattant, frappant d'une manière acerbe l'astrologie. Il consulta les membres du Parlement, lesquels, entendant les avocats mentionner les divinations de l'astrologue, déchirèrent ces dernières avec les dents, sur le dos de Villanovanus. Enfin la sentence fut rendue par le président. Mais en voilà assez, puisque ledit astrologue *abrogea* tout ce qu'il avait dit et écrit, et promit de ne plus se faire le défenseur de cette astrologie judiciaire, laquelle avait été interdite et condamnée par les prophètes, par les conciles et par quelques bons philosophes et médecins (1). »

Voilà les débuts dans la carrière médicale de celui auquel on a octroyé la gloire immense d'avoir découvert la petite circulation; le voilà, cet esprit passionné, chimérique, agressif, comme fiévreux, et que l'orgueil emportait, convaincu d'astrologie judiciaire et de divination, traîné pour cela au Parlement et obligé de renoncer pour toujours aux grades scolaires délivrés par la première école du monde.

Car, bien que la narration du doyen Tagault ne le dise pas, nous savons, pour l'avoir étudiée avec tout le soin possible, que l'ancienne Faculté de médecine de Paris était inexorable pour ses élèves qui ne suivaient pas scrupuleusement sa discipline, ses lois et ses doctrines, et qu'elle les rejetait de son sein (2).

(1) Registres de la Faculté de méd. de Paris, t. V, fol. 97 et suiv. Voyez, à la fin de ce mémoire, le texte latin de la narration du doyen Tagault.

(2) A. Chereau, *Discipline et confraternité dans l'ancienne Faculté de médecine de Paris* (*Union médicale*; 1872; n°s 48, 49, 52).

D'ailleurs si Servet eût été même simple bachelier en médecine, il eût soutenu plusieurs thèses, il eût payé des droits de scolarité; licencié, il eût été présenté, comme ses collègues, au chancelier de l'Université; docteur, il eût approuvé de sa signature les comptes qui étaient rendus à la fin de chaque décanat. En un mot, le nom de Servet se retrouverait fréquemment sur les registres de l'École de Paris. C'est en vain qu'on l'y cherche : il faut absolument que l'Espagnol ait pris ses grades dans une autre Université.

Depuis l'année 1539 jusqu'à l'année 1542, nous trouvons de nouveau Servet correcteur d'imprimerie chez Gaspar Trechsel, à Lyon, occupé à corriger la bible de Santès Pagnini, dont on préparait, dans cette imprimerie, une nouvelle édition, laquelle parut, en effet, en 1542. Servet, sous son pseudonyme ordinaire de Villanovanus, ne manqua pas d'ajouter à chaque page des gloses contraires à la religion. Calvin lui reproche amèrement cet acte qu'il qualifie de frauduleux, ces gloses ayant été mises sans l'autorisation de l'éditeur, et Servet n'étant employé qu'en qualité de correcteur, avec des appointements de cinq cents livres (1).

Après avoir passé un an peut-être à Charlieu, près de Lyon, Servet prit pour résidence définitive la ville de Vienne, en Dauphiné, attiré là par l'archevêque Pierre Paulmier, qui le protégeait alors et qui finit pourtant par l'abandonner. C'est très probablement de Vienne qu'il se rendit à Padoue pour prendre le titre de docteur en médecine. Son compatriote A.-H. Moréjon l'assure positivement (2). Si le fait est exact, et rien jusqu'ici ne le contredit, Servet a dû assister, à Padoue, aux leçons de Colombo, et s'initier aux mystères de la circulation pulmonaire qui était déjà connue sur le sol italien.

L'on se rappelle que c'est à Vienne, en Dauphiné, que Servet fit imprimer à ses frais et clandestinement son fameux livre, la *Restauration du Christianisme;* qu'il y fut condamné à être

(1) Calvin, *Defensio orthodoxæ fidei adversus Servetum*; 1554, p. 59. Voyez encore Mettaire, *Annales typographici;* 1722, in-4°; t. II, p. 584, note 2.

(2) *Historia bibliografica de la medicina espanola;* 1843, in-8°; t. II, p. 20.

brûlé vif, qu'il parvint à se sauver (7 avril 1553), et que, par une imprudence inqualifiable, voulant se réfugier en Allemagne, il passa par Genève, se livrant ainsi aux mains de son plus cruel ennemi, qui le fit condamner de nouveau au feu.

VI

Jetons maintenant un regard du côté de l'Italie, cette terre privilégiée, vers laquelle se dirigeaient les poètes et les savants, les artistes et les penseurs.

L'étude de l'anatomie y règne dans toute sa splendeur. Protégés à l'ombre de sages règlements et de précieuses tolérances, qui remontent jusqu'à la loi promulguée en 1213 par Frédéric II, roi des Romains, les savants peuvent scruter la nature humaine sur l'homme même, et non pas seulement, comme le faisait Galien, sur des singes. L'Italie devient le foyer des sciences; elle devance les autres pays; rien n'égale l'ardeur avec laquelle on se livre à l'étude de l'anatomie; chaque ville veut l'emporter sur les villes voisines par la beauté de ses établissements et la célébrité de ses professeurs; les amphithéâtres s'élèvent de toutes parts; les universités regorgent d'élèves avides de puiser à cette source féconde d'instruction. Celle de Padoue surtout est renommée dans le monde entier; là ont professé ou professent l'anatomie Jean-Baptiste Lombard, de Padoue, François Litigatus, André Vésale, Jean-Paul Guiducius, Gabriel Fallopio, Pierre Maynard, de Vérone, et Mathieu Realdo Colombo, de Crémone. Il y a aussi des Espagnols qui sont là comme dans une nouvelle patrie: Jérôme Vails et Antoine Montidocia. D'après les idées reçues, Vésale tiendrait le premier rang au milieu de cette brillante pléiade. Ce jugement est-il absolument juste? Nous ne le pensons pas; et au risque de passer pour dire une énormité, nous déclarons avec Daremberg, et après mûr examen, que le traité *De corporis humani fabricâ*, envisagé dans la série historique, n'est qu'une seconde édition revue, corrigée et beaucoup amendée des écrits de Galien. Vésale, on le sent, a de la peine à se séparer du médecin de Pergame; son génie suspendu, en quelque sorte, aux branches de son jeune âge, a crainte de s'envoler et de dire autrement que le « prince des médecins », car c'est ainsi qu'on désignait encore Galien. Relativement à la circulation du sang, il partage la plupart des erreurs physiologiques qui avaient cours dans les écoles, et regarde les veines comme des conduits chargés de porter à toutes les parties du corps le sang mêlé au principe vital, c'est-à-dire qu'il donne au cours du sang une direction de courant diamétralement opposé à celle de la nature. Il voit la cloison interventriculaire fermée, ou au moins il lui est impossible de constater que les fossettes qui existent sur chaque face de cette cloison sont perforées ; néanmoins, devant cette barrière infranchissable qui sépare les deux ventricules, il ne voit pas que le sang doit prendre un autre chemin détourné, qu'il doit passer par les poumons avant de venir au ventricule gauche. Parce qu'il se défie de lui-même, parce qu'il n'ose pas se mettre en désaccord avec Galien, il se déclare « embarrassé pour dire quel rôle exact le cœur joue dans ce phénomène (1) ». A la même époque, Léonard Fuchsius était aussi fort embarrassé devant ces fossettes. Il avoue qu'aucune ne paraît à nos sens perforée ; mais il veut quand même que le sang du ventricule droit traverse la cloison pour passer dans le ventricule gauche. Alors il a une explication phénoménale : « Ces fossettes, dit-il, ne nous paraissent pas perforées, afin sans doute que nous soyons forcés d'admirer l'ouvrier de toutes choses, qui fait passer par des trous inaccessibles à notre vue le sang du ventricule droit dans le ventricule gauche (2) !... »

Au seizième siècle, lorsque les savants se trouvaient en face d'un point inexplicable pour eux, ils avaient un moyen sûr et facile de se tirer d'affaire, c'était d'invoquer la puissance divine et de recourir au miracle.

Vésale est admirable dans tout ce qui regarde l'anatomie descriptive, l'anatomie des détails, mais il est presque déplorable quand il s'agit de la physiologie, du jeu des rouages de l'économie.

Son remplaçant dans la chaire anatomique de Padoue,

(1) Vésale, édition de Boerhaave. In-fol. ; t. I, p. 511, 519.

(2) L. Fuchsius, *De humani corporis fabricâ Epitome*. Lugduni, 1551, in-12, pars II, fol. 116, r°.

Realdo Colombo, qui est le réformateur de la physiologie comme Vésale est le réformateur de l'anatomie descriptive, est bien autrement osé, bien autrement indépendant et maître de lui-même. Il ne croit que ce qu'il voit, et tout ce qui a été écrit avant lui est comme non-avenu, si l'observation ne le confirme pas. « Tout en vénérant Galien comme un dieu, écrit-il, tout en attribuant beaucoup à Vésale dans l'art de la dissection toutes les fois qu'ils sont d'accord avec la nature, lorsque les choses sont autrement qu'ils ne les ont décrites, la vérité, à laquelle je suis encore plus fortement attaché, me force à me séparer d'eux... En fait d'anatomie, je ne fais pas tant de cas de Galien et de Vésale que de la vérité; pour moi la vérité est là où la description s'accorde avec la nature (1). »

On a accusé Colombo d'irrévérence, d'orgueil injustifiable envers son contemporain Vésale, Écoutez-le dans son épître dédicatoire, et dites si cette accusation est fondée :

« Lorsque, après de longs jours consacrés à la dissection de corps humains, je songeai à décrire ce que j'avais observé touchant l'anatomie, je savais qu'il ne manquerait pas de gens qui mépriseraient mes efforts comme étant inutiles et vains, et qui opposent sans cesse, avec grand fracas, à ceux qui veulent mettre au jour des choses nouvelles, leur Avicenne, prince, selon eux, de toutes les écoles; Mundini, Carpi, anatomistes qui n'auraient rien laissé digne d'être ajouté à leurs travaux. On peut en dire autant de Galien et de Vésale, après lesquels il serait d'un esprit orgueilleux et ambitieux de vouloir écrire sur l'anatomie du corps humain. Néanmoins, aucun de ces esprits chagrins n'a pu me détourner d'écrire, car on peut adresser aux deux derniers anatomistes que je viens de nommer ce vers qu'on adressait aux anciens :

Sunt bona, sunt quædam mediocria, sunt mala plura.

(1) « Nam licet Galenum tanquam numen veneremur, Vesalioque in dissec-
» tionis arte plurimùm tribuamus, ubi cum rei naturâ consentiat ; tamen, cùm
» aliquando videamus rem aliter multò se habere, ac ipsi descripserint, veri-
» tas eadem, cui magis addicti sumus, nos cogit ab illis interdum recedere...
» In rebus anatomicis, non tanti Galenum et Vesalem, quos piurimi facio, quàm
» veritatem ipsam facio ; veritatem appello ubi cum rei naturâ oratio maxime
» concordat. » (Colombo, *De re anatomicâ*. Edit. de 1562, in-8°, p. 18, 102.)

» En ce qui concerne Galien, je ne nie pas qu'en anatomie et pour les autres parties de la médecine, il a été mon guide et celui des autres, et qu'après Hippocrate nous devons infiniment à un aussi grand médecin. Mais comme, au lieu de corps humains Galien a disséqué des singes, ses livres sur l'anatomie ne peuvent manquer d'erreurs. Relativement à Vésale, je dirai tout d'abord avoir toujours parlé de lui avec honneur, soit au foyer domestique, soit au dehors, et avoir recommandé ses écrits que tous les savants doivent avoir entre les mains; car il a puisé dans son propre fonds pour ajouter beaucoup aux travaux de Galien, qu'il a corrigés et repris en plusieurs endroits. Il est de l'essence de cette noble, utile, mais difficile anatomie, que tout ce qui la concerne ne peut être embrassé par un seul homme; et le volume si considérable et si remarquable de Vésale sur l'anatomie ne peut manquer d'erreurs. C'est pourquoi, lecteur, tu ne seras pas surpris si, après tant d'efforts de savants illustres, je ne crains pas de traiter des mêmes matières. La science ne parvient à la perfectiou que par les additions successives des travaux des hommes; après tant de savants qui ont écrit avec soin sur l'anatomie, cette science parviendra à sa perfection, et nos propres efforts ne doivent pas être regardés comme inutiles. Je te conjure de ne porter là-dessus ton jugement qu'après m'avoir lu... »

Certainement les détracteurs de Colombo, ceux qui l'ont de parti pris oublié, ou qui ont cherché à l'accabler sous le poids du blâme ou de la critique acerbe, n'ont pas lu cette épître du vaillant et fier anatomiste.

Certainement Flourens, entraîné comme malgré lui du côté de Servet, n'a pas lu ni médité avec soin l'ouvrage du professeur de Padoue. Autrement il n'eût pas écrit que « Servet a mieux décrit la circulation pulmonaire que ne l'avait fait Colombo ».

L'ouvrage de Colombo, *De re anatomicâ*, est un chef-d'œuvre par la méthode, la pureté du style, l'esprit de contrôle et d'examen qui en fait comme le fond, et par le nombre considérable de faits qui y sont rapportés. A certains égards, et sous son mince volume (269 pages in-folio), il est supérieur à celui de Vésale et se lit avec plus d'intérêt. Il est plus vivant, si l'on peut dire ainsi. L'auteur a passé plus de quarante années de sa vie à scruter les rouages merveilleux de notre organisation; dès son jeune âge, — *ab ineunte ætate,* — il disséquait de nombreux cadavres à Padoue, à Pise, à Rome; en une seule année quatorze lui passèrent par les mains; il examinait plus de six cent mille crânes en plusieurs lieux, à Florence, particulièrement, dans le grand hôpital de Sainte-Marie-Nouvelle, où depuis des siècles innombrables les ossements des morts étaient conservés dans d'élégantes constructions; ses observations sur les animaux vivants ne se comptent pas, et c'est lui qui, le premier, dans les vivisections, a employé des chiens à la place des cochons. Il a même écrit un livre tout entier destiné à diriger les investigations dans ce sens. « Les vivisections, fait-il remarquer, en apprennent plus en un jour que trois mois de lecture des livres de Galien. »

Les plus grands personnages assistaient à ses curieuses expériences sur la nature encore toute palpitante de vie; et un jour, devant Ranuce Farnèse, prieur de Venise, de Bernard Salviat, prieur de Rome, de l'évêque Aloïsius Ardinghellus, de l'archevêque Ursin, et d'autres, il montrait les veines pulmonaires pleines de sang, et non pas seulement d'air ou de vapeurs, se moquant spirituellement de ceux qui ne voyaient dans ces veines que des espèces de tuyaux pleins de fumée.

Colombo est le Claude Bernard du seizième siècle. Je ne dirai pas les découvertes qu'il a faites, les erreurs qu'il a rectifiées : on les trouvera amplement détaillées dans Sprengel, et surtout dans Portal (1). Nous le suivrons exclusivement dans le sujet qui nous occupe, c'est-à-dire dans l'examen de la circulation du sang, et nous ferons à son égard ce que nous avons fait pour Servet, nous le traduirons littéralement. Voici donc ce que dit l'illustre anatomiste de Crémone :

« Il y a dans le cœur deux cavités, c'est-à-dire deux ventricules, l'un à droite, l'autre à gauche; le ventricule droit est beaucoup plus grand que le ventricule gauche. Dans le ventricule droit se trouve le sang naturel, dans le ventricule gauche le sang vital. Entre ces deux ventricules existe une cloison à

(1) *Hist. de l'anat. et de la chirurg.* In-12, t. I, p. 540, 549.

travers laquelle presque tous les anatomistes pensent que le sang passe du ventricule droit dans le ventricule gauche. Mais le chemin parcouru est beaucoup plus long. *En effet, le sang est porté par l'artère pulmonaire au poumon, où il est rendu plus léger; ensuite, mélangé à l'air, il est porté par la veine pulmonaire au ventricule gauche du cœur : ce que personne jusqu'ici n'a observé ni marqué par écrit, quoique cela puisse être facilement vu par tout le monde...* L'artère pulmonaire est assez grosse et même beaucoup plus grosse qu'il ne le faudrait si le sang ne devait être que conduit aux poumons et par un aussi court chemin. Elle se divise en deux troncs qui vont, l'un au poumon droit, l'autre au poumon gauche, puis, en divers rameaux, comme nous le dirons en parlant des poumons... Je pense que la veine pulmonaire a été faite pour porter, des poumons au ventricule gauche du cœur, le sang mêlé à l'air. Cela est tellement vrai qu'en ouvrant, non-seulement des cadavres, mais encore des animaux vivants, on trouve toujours le vaisseau occupé par du sang : ce qui n'arriverait pas s'il avait été uniquement construit pour l'air et pour les vapeurs. Je ne peux trop admirer ces anatomistes, soi-disant si excellents, qui n'ont pas remarqué une chose si claire et d'une telle importance...

» Le poumon a pour usage de rafraîchir le cœur, comme l'écrivent avec raison les anatomistes : ce qu'il effectue en envoyant un air froid. Le poumon est destiné aussi à l'inspiration et à l'expiration. Enfin il sert à la voix. Tous les anatomistes qui ont écrit avant moi ont connu ces usages du poumon. Il en est un autre de grande importance que j'ajoute ici, et que l'on n'a fait qu'entrevoir : Je veux parler de la préparation et presque de la génération des esprits vitaux, lesquels sont ensuite perfectionnés dans le cœur. En effet, le poumon prend l'air inspiré par la bouche et les narines, et cet air est porté par la trachée-artère dans tout le poumon, et le poumon le mêle avec le sang qui est amené du ventricule droit du cœur par l'artère pulmonaire. Cette artère, en effet, outre qu'elle porte du sang pour alimenter le poumon, est tellement ample qu'elle peut remplir un autre usage. Par suite du mouvement continuel du poumon, le sang est agité, il est rendu plus léger, il est mélangé avec l'air, et alors *ce mélange d'air et de sang est pris par les rameaux de la veine pulmonaire,* pour être porté, au moyen du tronc de cette même veine pulmonaire, au ventricule gauche du cœur; l'air et le sang y arrivent tellement bien mêlés, tellement bien atténués, qu'il ne reste que peu de chose à faire au cœur. Après cette dernière et légère action apportée par le cœur, comme une dernière main, à l'élaboration de ces esprits vitaux, ces derniers n'ont qu'à être distribués par l'artère aorte à toutes les parties du corps.

» Je sais que cet usage nouveau des poumons, qu'aucun anatomiste n'a jusqu'ici imaginé, paraîtra peu digne de confiance et semblera être un paradoxe. Je prie, j'adjure les incrédules de contempler la grandeur du poumon, lequel ne pouvait pas rester dépourvu de sang vital alors qu'il n'y a pas dans le corps un point, tel petit qu'il soit, qui en manque. Si ce sang vital n'est pas engendré dans les poumons, par quelle partie pourrait-il être transmis, si ce n'est par l'artère aorte? Mais l'artère aorte n'envoie au poumon aucun rameau, grand ou petit... Donc, lecteur, comme je l'ai dit, la veine pulmonaire a été construite, non pas pour tirer du cœur et porter en dehors du cœur le sang élaboré de la manière qui a été expliquée, mais bien pour porter ce même sang en dedans, vers le cœur même.

» Une autre raison vient à l'appui de ce que nous disons : Les médecins, exercés par une longue habitude, conjecturent avec sûreté, en voyant du sang s'écouler par la bouche, que ce sang vient des poumons, non-seulement parce qu'il est éliminé par la toux, mais encore parce qu'il est d'une couleur éclatante, léger et beau (*floridus, tenuis et pulcher*), comme ils ont coutume de dire du sang des artères. Quiconque voudra considérer ces raisons avec sincérité laissera la place, je le sais, à la vérité; mais il est une race d'hommes incultes et ignorants, qui ne veulent ou ne peuvent rien trouver de nouveau, et qui, en outre, souscrivent aussitôt à tout ce qu'écrit un médecin d'un grand nom, adoptant, ou peu s'en faut, tous ses dogmes. Mais toi, lecteur, qui aimes les hommes doctes et qui cherches avec ardeur la vérité, je te conjure de te convaincre sur des animaux que tu ouvriras vivants; je t'exhorte, je te prie, dis-je, de voir si ce que j'ai dit n'est pas conforme à la vérité. En effet, dans ces animaux tu trouveras la veine pulmonaire pleine de sang et non pas pleine d'air. »

Je n'insisterai pas sur ce qu'il y a d'extrêmement remarquable dans ces pages écrites dans la première moitié du seizième siècle par un des plus notables représentants de l'école anatomique italienne. On n'en trouverait pas de pareilles ni dans Vésale, ni dans Fallope, ni dans aucun des contemporains de Colombo. Servet, surtout, s'efface devant cette grande figure. Colombo est un maître qui parle le vrai langage de l'anatomiste et du physiologiste, et qui éclaire l'anatomie par le flambeau de la médecine, se servant souvent de l'état contre nature pour établir l'usage des parties. Servet n'en est que le copiste souvent infidèle, parfois maladroit, toujours mystique. Servet s'obstine à laisser la cloison interventriculaire *transsuder encore quelque chose;* Colombo la ferme complètement, et cette fois sans hésitation, sans crainte des foudres de Galien et de Vésale. Servet, par une aberration inconcevable, colore en *jaune* le sang qui a passé à travers le poumon pour revenir au cœur; Colombo, en trois mots, dépeint ses véritables caractères : *Floridus, tenuis, pulcher.* Évidemment Servet n'a pas vu, comme l'a fait cent fois Colombo, le sang artériel circulant tout vivant dans ses canaux; sans cela, il n'eût pas écrit ce mot *jaune* (*flavus*) qui n'exprime qu'une grossière erreur. Au reste, pour Servet, les veines pulmonaires se bornent à prendre l'esprit vital. Pour Colombo, c'est tout le sang qui passe dans ces veines, atténué, préparé, rendu « éclatant, léger et beau » dans son trajet.

Si je ne craignais de trop allonger cette lecture, je voudrais suivre Colombo dans ses démonstrations sur l'anatomie et sur le jeu des valvules du cœur. On verrait que pour assurer la marche régulière du sang du cœur droit aux poumons et des poumons au cœur gauche, il fait exécuter aux valvules le même jeu qu'on leur attribue aujourd'hui : les trois valves de la valvule tricuspide de l'oreillette droite et les deux mitrales se baissent dans le temps de la diastole du cœur; et, lorsque le sang pénètre dans les ventricules, les sigmoïdes sont abaissées; cependant le cœur, distendu par le sang qui tombe dans les ventricules, tâche de s'en débarrasser; les valvules sigmoïdes se relèvent ou s'écartent, et laissent un vide entre elles; les valvules des oreillettes se relèvent aussi, mais s'approchent et bouchent tout passage au sang; celui-ci, cédant à la force qui le presse, pénètre dans les ouvertures artérielles, s'insinue dans les veines.

VII

Nous sommes arrivés au nœud de la question, au but principal de cette étude : Quel est celui des deux, de Servet ou de Colombo, qui, le *premier*, a fermé la cloison interventriculaire et a vu le sang, lequel dès lors ne pouvait passer à travers cette cloison, prendre forcément un chemin détourné, se diriger du côté du poumon, traverser cet organe et revenir au cœur?

Le livre de Servet porte cette date : 1553; celui de Realdo Colombo marque 1559.

Un écart de six ans au profit de Servet.

Donc, disent les plus sages, Colombo n'ayant pu connaître le livre de Servet, puisque ce livre a été brûlé en feuilles avant qu'il n'ait été répandu, Colombo et Servet ont découvert, chacun de son côté, la circulation pulmonaire.

Mais non, protestent les enthousiastes de Servet; Servet est bel et bien le seul, l'unique, l'authentique auteur de l'admirable découverte; et si Colombo a décrit si nettement le passage du sang à travers les poumons et de ces derniers organes au cœur, c'est qu'il a eu connaissance de la conception de Servet, c'est qu'il a eu en main, soit en imprimé, soit en manuscrit, soit en extrait, le livre de la *Restauration du Christianisme*.

Et moi, à mon tour, de dire :

Bien certainement, Colombo n'a pas connu le livre de Servet, mais Servet, lui, a puisé la théorie de la petite circulation, soit directement, dans les leçons faites par l'anatomiste italien, soit indirectement, par les Italiens, ses amis, presque ses compatriotes, qui ont dû le mettre au courant des enseignements si remarquables, si féconds, que l'école italienne répandait par le monde.

Rectifions d'abord une erreur inconcevable commise par les biographes qui font mourir Colombo en 1577 et qui en feraient presque un jeune homme, comparé à Servet. Or, le fait est certain, Colombo est mort dans la première moitié de l'année 1559, c'est-à-dire l'année même de la publication de son ouvrage; il est mort avant d'avoir eu la joie de voir son œuvre livrée au public; ce sont ses deux fils, Lazare et Phœbus, qui ont recueilli l'héritage paternel et qui ont doté la science d'un ouvrage aussi remarquable, qu'ils dédient au pape Pie IV :

« Realdo, de Crémone, notre père, disent-ils au souverain
» pontife, avait écrit, *les années précédentes* (*superioribus an-*
» *nis*), avec beaucoup de soin, 15 livres *De re anatomica*, qu'il
» devait éditer dans un avenir prochain... Ils avaient déjà été
» imprimés à Venise lorsqu'une mort rapide nous l'a enlevé.
» En conséquence... »

D'un autre côté, nous trouvons une autre dédicace : celle-là est de Realdo Colombo lui-même; elle est adressée au prédécesseur immédiat de Pie IV, à Paul IV, qui fut élu pape le 23 mai 1555, et qui mourut le 18 août 1559, après quatre ans et trois mois de pontificat :

« J'éprouve une joie immense, dit-il, d'avoir terminé sous
» Votre Sainteté cet ouvrage *que j'avais commencé bien des*
» *années auparavant : quod abhinc multos annos inchoave-*
» *ram.* »

Donc, Realdo Colombo a écrit son livre bien avant l'année 1555; il le livra à l'impression dans un atelier de Venise; mais il mourut pendant cette impression, dans la première moitié de l'année 1559, et ce sont ses deux fils qui ont rendu l'œuvre publique. Colombo devait avoir de soixante à soixante-cinq ans lorsque la mort l'a ravi à la science qu'il cultivait avec tant d'éclat. C'est bien là, ce semble, l'âge de ce maître (Colombo), à la longue barbe, au crâne absolument dénudé, qui est représenté dans le frontispice de l'édition donnée par ses fils, entouré d'élèves et de curieux, et démontrant l'anatomie sur un cadavre humain.

Notre anatomiste a donc dû naître vers l'année 1494, dix-sept ans au moins avant Servet.

Il résulte de là que vers l'année 1540, époque où Servet était, selon toute probabilité, à Padoue, pour s'y faire recevoir docteur, Colombo avait quarante-six ans, tandis que Servet atteignait à peine sa vingt-neuvième année. Colombo était alors et depuis longtemps connu pour l'un des professeurs les plus en renom dans la Péninsule, à Pise surtout, où il attirait une foule d'élèves avides d'entendre la voix du maître et d'assister à ses savantes et entraînantes dissertations sur le cadavre; et quatre ans après (1544), il avait la gloire d'occuper à Padoue la chaire illustrée par Vésale. Il la tint jusqu'en 1547, pour être remplacé par Jean-Paul Guiducius (1). A qui fera-t-on croire que durant ses passages en Italie, l'Espagnol n'a pas profité des leçons de Colombo, qu'il n'a pas entendu ce dernier professer la théorie de la circulation pulmonaire? D'ailleurs, c'était assez la coutume à cette époque, où l'imprimerie était loin d'avoir pris l'extension qu'elle acquit plus tard, que les maîtres rédigeassent ou fissent rédiger par leurs élèves des cahiers de leurs leçons qui étaient ainsi distribués en manuscrits, et qui couraient un peu le monde savant.

Rappelons aussi ces « quelques Italiens » qui, en 1537, furent dépêchés par Servet auprès du doyen Tagault, avec mission d'arranger, si faire se pouvait, la cause pendante au Parlement de Paris. Qui sait si, dès cette époque, Servet n'apprit pas de ces mêmes Italiens, ses amis, presque ses compatriotes, le véritable cours du sang dans la petite circulation?

Servet était si bien en relations suivies avec Venise et Padoue, que Calvin lui reproche d'avoir « fait trotter », en 1550, dans ces deux dernières villes, le bruit que le célèbre réformateur avait tout fait pour aigrir les papistes contre son antagoniste (2).

Je remarque également que Servet est loin de s'attribuer la théorie qu'il formule au milieu de ses expositions théologiques, et qu'il se contente d'opposer la vérité de ce qu'il avance aux erreurs de Galien. De Vésale il ne souffle mot, quoiqu'il y eût plus de dix ans qu'avait paru la première édition de l'ouvrage

(1) J.-Ph. Thomasius, *Gymnasium patavinum*. Utini, 1654, in-4°, p. 73 et 302.

(2) Calvin, *Déclaration pour maintenir la vraye foy... contre les erreurs détestables de Michel Servet*; 1554. In-8°, p. 74.

de ce grand anatomiste. Comprend-on Servet, l'orgueilleux, le passionné Servet ne se déclarant pas, *urbi et orbi*, l'auteur d'une des plus grandes découvertes physiologiques!...

Quelle différence dans le langage de Colombo! « C'est moi, » s'écrie-t-il avec orgueil, qui ai découvert que le sang, parti du » ventricule droit pour se rendre au ventricule gauche, passe, » avant d'arriver là, par les poumons où il se mélange avec » l'air, et est ensuite porté par les rameaux de la veine pulmo- » naire au ventricule gauche. Cela était facile à constater; » néanmoins, personne avant moi ne l'a marqué par écrit. »

J'espère bien que la postérité, d'abord trompée sur la valeur réelle de deux dates, finira par ratifier cette fière déclaration de l'illustre anatomiste que Harvey lui-même, si avare de citations, honore de ces titres : *peritissimus, doctissimus*. Harvey, en rendant ainsi hommage au savant Italien, ne fut juste qu'à moitié : il eût pu ajouter que la magnifique conception de Colombo fut pour lui le premier fil conducteur qui le dirigea vers la connaissance de la vérité tout entière (1).

Un autre fait doit frapper les esprits non prévenus : l'on sait que le livre la *Restauration du Christianisme* n'est, après tout, que la réimpression, considérablement augmentée, d'autres écrits antitrinitaires que Servet avait précédemment mis au jour : celui des *Erreurs de la Trinité* entre autres, publié en 1531. Or, ce serait en vain que l'on chercherait dans ces ou-

(1) On a écrit quelque part que le martyr de Champel avait pu puiser l'idée de la petite circulation dans Nemesius, évêque d'Ephèse, qui, au commencement du cinquième siècle, a écrit en grec un traité sur la *Nature de l'homme*. J'ai voulu être édifié sur ce point, et j'ai lu Nemesius dans la traduction latine qui en a été donnée en 1565 par Nicaise van Ellebode, de Cassel (*Antuerpiæ*, 1565, in-8°). D'abord il est bon de remarquer que la *première* édition de ce *Traité de l'homme* est de cette même année 1565, et que, à moins que ce soit sous forme manuscrite, ce qui est peu admissible, Servet n'a pu le connaître, lui qui fut brûlé en 1553. D'un autre côté, il faut que les partisans de Nemesius, s'il y en a encore, en prennent leur parti. Tel savant qu'il ait été, le prélat n'a point connu la circulation pulmonaire. Je me contente de ce passage : « Nous respirons l'air par les deux narines ; cet air passe à travers l'os » ethmoïde, comme à travers un crible, pour ne pas offenser le cerveau par » sa vivacité en affluant vers lui trop brusquement...! »

vrages le fameux passage sur la circulation; c'est que Servet n'avait pas encore vu à l'œuvre, en Italie, les hommes illustres qui y professaient l'anatomie; c'est qu'il n'avait pas encore lu ou entendu Colombo.

Ah! il y a un homme qui eût pu, qui eût dû rendre justice à l'anatomiste de Crémone! Vésale avait acquis assez de gloire pour en abandonner quelque bribe à son prosecteur. Ces deux grands esprits étaient faits pour se comprendre, s'estimer et s'aimer... Eh bien! non. La discorde, inspirée par la jalousie, s'est mise entre eux. C'est avec bonheur que l'on voit Vésale, dans la première édition de son grand ouvrage, reconnaître Colombo pour son ami, son familier, et le proclamer professeur très studieux au collége de Padoue (1). C'est avec douleur qu'on le surprend effaçant dans la seconde édition cet hommage rendu à celui qui l'avait vaillamment aidé dans ses travaux (2). Cette douleur augmente encore lorsque l'on constate que Vésale n'a pas craint de dire que c'était de lui que Colombo avait appris les lettres et l'anatomie (3). Il a été amplement démontré, dans les pages précédentes, que, relativement à la circulation pulmonaire, Vésale n'avait presque rien ajouté à ce qu'avait dit Galien, et qu'il ne fut pour rien dans l'admirable conception de Colombo.

VIII

Vous connaissez tous, Messieurs, l'ouvrage de Valverde sur l'anatomie du corps humain, ouvrage qui n'est guère qu'une compilation, et qui est orné de planches empruntées à Vésale. Valverde était Espagnol comme Servet, et contemporain de Servet. C'est sous Colombo qu'en compagnie de son compatriote il étudia une science qu'il devait cultiver, sinon avec

(1) « ... Quod etiam non semel animadvertit mihi admodum familiaris Realdus » Columbus, nunc sophistices apud Patavinos, anatomes studiosissimus. Vésale, *Humani corporis fabrica*. Basileæ, 1542, lib. I., cap. XIII; p. 56. »

(2) Vésale. Édition de 1555.

(3) ... « Citra literas et cujusquam commentarios anatomen apud me didicisse non paucis constat.» (Vésale, *Anatomicarum G. Fallopii observat. Examen*; 1609, in-8°, p. 116.)

éclat, du moins avec utilité. Colombo le traite publiquement de « son très affectionné » (*meique amantissimus*). Dans son livre, dont la première édition porte la date de 1556, et dont la dédicace est du 13 septembre 1554 (1), Valverde cherche à concilier les idées de Vésale et celles de Colombo. Il faut citer le passage où il parle de la circulation pulmonaire :

« Pour tous ceux qui ont écrit avant moi, le rôle de l'artère pulmonaire serait seulement de nourrir les poumons; celui de la veine pulmonaire de porter l'air des poumons dans le ventricule gauche; car ils soutiennent qu'il ne pouvait y avoir du sang dans cette veine pulmonaire. *Mais s'ils eussent fait les expériences que j'ai faites avec mon maître Realdo Colombo, tant sur des animaux vivants que sur des cadavres*, ils eussent constaté que la veine pulmonaire n'est pas moins pleine de sang que toute autre veine... Or, puisqu'il y a du sang dans cette veine pulmonaire et que ce sang ne peut, à cause des valvules qui se trouvent à l'embouchure du vaisseau, venir du ventricule gauche, je crois que de l'artère pulmonaire le sang est transfusé dans les poumons, où il se purifie et se prépare à pouvoir plus aisément se convertir en esprits. Et après s'être mélangé avec l'air qui entre par les rameaux de la trachée, il va avec cet air dans la veine pulmonaire qui le porte au ventricule gauche du cœur (2). »

Je n'ai pas besoin de dire que, à l'exemple de son maître, Valverde ferme complètement la cloison interventriculaire : « les deux faces de cette cloison, dit-il, sont parsemées d'anfractuosités et de petites cavités ; mais, quoi qu'on en ait dit, aucune d'elles ne pénètre d'un ventricule à l'autre. »

Voilà donc Valverde, inspiré évidemment par ce qu'il avait appris de son maître Realdo Colombo, initié aux mystères de la physiologie par des expériences faites en commun avec le Crémonais (3). Le voilà, dis-je, connaissant très nettement la

(1) *Historia de la composicion del cuerpo humano*. Rome, 1556, in-fol.

(2) Valverde, Liv. VI, chap. XIV ; fol. 97. Voir encore Liv. XIV, chap. I, fol. 72.

(3) En 1554 à Pise, Valverde et Colombo faisaient sur un jeune homme une expérience curieuse : Ils comprimaient et laissaient libre, alternativement, la carotide, et produisaient ainsi volontairement la torpeur. (Valverde, fol. 128).

théorie vraie de la circulation pulmonaire, en 1554, c'est-à-dire CINQ ANS AVANT la publication de l'œuvre de Colombo ; ce qui prouve sans conteste que les enseignements de Colombo étaient depuis longtemps entre les mains de ses disciples, avant que les fils du maître eussent rendu public son ouvrage.

Remarquons que Valverde ne fait même pas allusion à Servet dont le livre de la *Restauration du Christianisme* avait été pourtant imprimé deux ou trois ans avant le sien. Servet et Valverde se sont certainement connus ; il y avait un lien qui devait les rapprocher : celui de la patrie commune. Il n'est pas possible d'admettre que Valverde ait emprunté (pour ne pas dire volé) la théorie du mouvement du sang à son compatriote Servet pour la donner à l'anatomiste italien. Il serait au contraire beaucoup plus facile de comprendre que c'est de Valverde, l'élève de Colombo, que Servet aurait appris, *vivâ voce*, le véritable cours du fluide nourricier.

Ce n'est pas tout : on possède une lettre de Pierre Monavius, médecin de Breslau, à Jean Crato, également médecin et son compatriote. La lettre est datée de Padoue, année 1576, « *postridie conversionis Pauli,* » c'est-à-dire le 26 janvier. Monavius voyage en Italie et établit avec ses amis une de ces nombreuses et savantes correspondances qui ont tant enrichi la littérature médicale. Monavius entretient son ami du merveilleux fonctionnement du cœur, et voici entre autres choses ce qu'il lui dit :

« Lorsque Vésale démontrait l'anatomie, il considérait comme une chose certaine que le sang passait du ventricule droit dans le ventricule gauche à travers la cloison, et il cherchait à montrer à ses auditeurs certains pertuis qui traverseraient cette cloison. Je vois cependant que ce fait est mis en doute par plusieurs. Je me rappelle qu'il y a deux ans, Pigafetta, Italien, disciple de Fallope, et qui disséquait à Heidelberg, nia cette communication, ne pouvant admettre que du sang puisse passer, à travers une cloison aussi épaisse, d'un ventricule dans un autre. Il ajouta qu'il croyait que ce passage pourrait bien se faire par plusieurs veinules qui rampent sur la base du cœur et par la veine coronale qui vient de la veine cave. Mais lorsqu'il voulut démontrer cela sur le cadavre, il échoua complètement. Aussi, dès le lendemain, étant revenu à l'amphithéâtre, il fut bien obligé de déclarer faux ce qu'il avait avancé... Alors que Pigafetta cherchait quelque explication plus vraie, il préféra se rallier à l'opinion d'un certain Espagnol (*cujusdam Hispani*), habile anatomiste dont le nom m'échappe, qui soutient que le sang, préparé dans le ventricule droit du cœur, passe dans les poumons en suivant de très longs et tortueux circuits, et des poumons arrive au ventricule gauche du cœur (1). »

On a dit : ce *cujusdam Hispani*, dont Monavius ne se rappelle pas le nom,... mais c'est Servet... non, soutinrent d'autres critiques... c'est Valverde... A mon tour, je dirai : ce n'est ni Servet ni Valverde : c'est Colombo, Colombo qualifié d'Espagnol par le médecin allemand, parce que l'Italie est alors en partie sous la domination de Charles-Quint. Scholzius, l'éditeur des lettres en question, ne s'y est pas trompé ; car en marge et en regard de ces deux mots : *cuidam Hispano*, il a fait imprimer : *Colombi opinio.*

IX

Les défenseurs de Servet, qu'ils représentent emphatiquement et faussement comme un prodige, « ne pouvant jeter les yeux quelque part sans faire une découverte (2), » font grand fracas des arguments suivants :

« Dès 1546, disent-ils, Servet se trouvant en correspondance avec les prédicateurs de Genève, envoya à Calvin sa *Restitutio Christianismi*. Il en fit de même à l'égard de Mélanchton...

» Servet avait un grand nombre d'amis ; il correspondait avec le médecin La Vau, de Poitiers, avec Jérôme Bolec, médecin des reines de Pologne et de Hongrie, avec Gaspard Biandrata...

» Servet déclare dans son interrogatoire que son imprimeur

(1) *Epistolarum philosophicarum*.... volumen. (Edité par Laur. Scholzius). Francoforti, 1598, in-fol., Epist. CCIII, col. 333, 334.

(2) H. Tollin, *Die Entdeckung des Blutkreislaufs durch Michael Servet*. Iena, 1876, in-8°, p. 32.

avait envoyé quelques exemplaires de son livre à Francfort-sur-le-Mein, à l'occasion de la foire de Pâques.

» Donc, conclut-on, il est impossible que les vues physiologiques de Servet sur la circulation n'aient pas été propagées en Allemagne, en Italie. Si tous les médecins italiens qui décrivent exactement la circulation pulmonaire ne parlent pas de Servet, c'est qu'ils n'ont pas osé; c'est qu'ils ont craint l'inquisition jésuitique, et qu'ils ne pouvaient sans danger pour eux reconnaître qu'ils devaient au diable le grand fait physiologique. »

En vérité, il n'est guère possible de trouver des arguments établis sur des bases moins solides... Je concède que les manuscrits de Servet ont pu circuler dès l'année 1546 ; j'accorde même, — ce qui est plus que problématique, — que ces manuscrits renfermaient déjà la théorie de la petite circulation (1). Mais comprend-on Colombo, Valverde, Césalpin, Sarpi, Rudio et d'autres savants anatomistes italiens s'occupant des élucubrations théologiques de Servet ; allant pêcher, si l'on veut me permettre cette expression, le mouvement du sang au milieu des eaux troubles de la *Restauration du Christianisme?*... Non, si tous les Italiens qui ont fait connaître la circulation pulmonaire n'ont pas même cité Servet, c'est que ce dernier leur était inconnu comme médecin, comme anatomiste ; c'est que le martyr du Champel vivait dans un milieu que ne hante guère la science pure. Les anatomistes qui ont suivi immédiatement Colombo ne partagent pas tous sa manière d'expliquer la marche du sang, ils le combattent fréquemment ; mais tous le reconnaissent comme l'auteur de la théorie qu'il a défendue avec

(1) A la vente de la bibliothèque de Du Fay, qui eut lieu en 1725 (*Bibliotheca Fayana*. Paris, 1725, in-8°, n° 76), se trouva, en effet, un manuscrit, comprenant 73 feuillets, et intitulé : *Christianismi Restitutio*. Il contenait quatre traités. Une note assurait que ce manuscrit, qui avait appartenu à C.-H. Curio, de Bâle, était la première conception du livre de Servet.

Le même manuscrit passa ensuite dans la bibliothèque du comte de Hoym (Catalogue. Paris, 1738, in-8°, n° 597), et se retrouve sur le catalogue de la bibliothèque Lavallière (Paris, 1783, in-8°, t. I, n° 912).

Nous ne savons par qui il a été alors acheté, ni dans quel cabinet il est passé. Tollin assure *l'avoir vu*... Nous l'avons, nous, cherché en vain.

tant d'ardeur, avec tant de conviction (1). *Pas un* ne fait mention de Servet; qu'il soit catholique, Italien, Hollandais, Français ou Allemand, luthérien, calviniste, orthodoxe ou hétérodoxe, *pas un* ne vise Servet. Colombo a eu des jaloux : une certaine âpreté de langage, une grande indépendance dans le caractère, sa haine profonde pour le *vox magistri*, sa raideur à plier le genou devant l'autorité, n'ont pas manqué de lui susciter des inimitiés déclarées. Nous avons vu le jugement hautain que Vésale a porté sur son ex-prosecteur; Fallope, le successeur immédiat du Crémonais à la chaire anatomique de Padoue, se contente du silence, arme encore plus acérée que l'injure. Quelle belle occasion pourtant d'opposer Servet à Colombo, de dire à ce dernier : — « Non, ce n'est pas vous qui avez imaginé la théorie que vous soutenez, vous l'avez empruntée au malheureux Espagnol Villanovanus. » — Donc, prétendre que tous les anatomistes italiens qui ont enseigné la circulation pulmonaire l'ont empruntée à Servet; soutenir que « tous sont tributaires de Servet », c'est tomber dans l'absurdité, c'est mettre la passion à la place de la froide raison, c'est vouloir substituer l'erreur à la vérité. Il faut franchir plus de quarante ans, il faut arriver jusqu'à l'année 1697 pour voir sortir, en quelque sorte du néant, le passage de Servet sur la circulation. Ce fut le philologue et critique William Wotton qui opéra cette résurrection d'après un manuscrit copié sur l'original imprimé de Cassel, et qui appartenait à l'évêque de Norwich (2). Puis Jacques Douglas (3), Gérike (4) et d'autres, continuèrent la même révivifaction, et la légende fit le chemin que l'on sait,

(1) Voy. surtout : Cœcilius Folius, *Sanguinis e dextro in sinistrum cordis ventriculum defluentis facilis reperta via*. Venet. 1649, in-4°. — Léon. Botal, *Opera omnia*. Lugd. Bat. 1660, in-8°, p. 66. — F. Ulmus, *De liene libellus*. Lutetiæ, 1578, in-8°, fol. 19, v°. — De Back, *Dissert. de corde*. Lugd. Batav., 1649, in-12. — H. Conringius, *De sanguinis generatione*. Lugd. Bat., 1646, in-12, p. 351. — Jos. Magnassius, *Disquisitiones physicæ de motu cordis et cerebri*. Parisiis, 1663, in-4°, p. 21.

(2) Will. Wotton, *Reflections upon ancient and modern learning*; deuxième édit. Lond., 1697, in-8°, p. 25.

(3) *Bibliographiæ anatomicæ specimen*. Lond. 1715, in-8°, p. 84.

(4) *De circulatione sanguinis*. Helmœstadi, 1739, in-4°.

non, toutefois, sans que deux notes discordantes vinssent troubler le concert.

La première a été donnée par Haller, qui a écrit ceci : « Servet paraît avoir vu ce que Galien avait ignoré, mais ce qui, UN PEU AUPARAVANT, avait été connu de Realdo Colombo, quoique la grande découverte de ce dernier ait été publiée plus tard (1). »

La seconde note nous vient de Baglivi, dont je traduis ici les paroles : « Realdo Colombo, anatomiste d'une réputation immortelle, a ouvert LE PREMIER, il y a près deux cents ans, le passage du sang par les poumons, du ventricule droit du cœur dans le ventricule gauche, et LE PREMIER il a ainsi indiqué la circulation du sang (2). »

C'est précisément ce que nous avons cherché à établir dans ce mémoire. Mais j'espère avoir transformé en vérité solide la simple assertion de ces deux auteurs et mis tous les lecteurs en état d'apprécier les éléments de la démonstration.

Le meurtre de Michel Servet pèsera éternellement sur la mémoire de Calvin. Après avoir étudié cette personnalité extraordinaire, après avoir suivi le martyr dans son existence si mouvementée et dans l'enfantement de ses subtilités théologiques, on est entraîné vers l'opinion de Schelhorn, et l'on n'est pas loin de dire avec le savant bibliographe : « Servet peut être rangé parmi les aliénés. » Si cette appréciation est vraie, ce n'est pas le bourreau qu'il fallait à Servet, mais bien le médecin (3).

(1) « Servetus adparet verùm vidisse quod ne Galenus quidem ignoraverat, » et quod PAULO POST PRIUS Realdo Colombo videtur innotuisse, etsi serius » magnum inventum a Realdo editum est (Haller. *Biblioth. anat.*, p. 204) ».

(2) « Etenim, ut de uno tantùm loquar, sanguinis transitum ex dextro » cordis ventriculo in sinistrum per pulmones ducentis pene abhinc annis, » primùm aperuit Realdus Columbus, immortalis famæ anatomicus, PRIMUS-» QUE circulum sanguinis subindicavit (Baglivi, *Canones de medicinâ soli-* « *dorum ad rectum statices usum.* » Édit. de Pinel, 1788, in-8°, tome II, p. 101.)

(3) « Profecto nec miser ille homo, ut phrenesi laborasse censendus sit » manuumque potius medicarum quam carnificum indigus fuisse, ab omni » lepore, ab omni ita penitus arte destituebatur, ut nisi a paris insaniæ reo

Extrait du livre de Servet : CHRISTIANISMI RESTITUTIO.

Ut vero totam animæ et spiritus rationem habeas, lector, divinam hîc philosophiam adjungam, quam facile intelliges, si in anatome fueris exercitatus. Dicitur in nobis ex trium superiorum elementorum substantia esse spiritus triplex, naturalis, vitalis et animalis. Tres spiritus vocat Aphrodisæus. Vere non sunt tres, sed denuo spiritus distincti. Vitalis est spiritus, qui per anastomoses ab arteriis communicatur venis, in quibus dicitur naturalis. Primus ergo est sanguis, cujus sedes est in hepate, et corporis venis. Secundus est spiritus vitalis, cujus sedes est in corde, et corporis arteriis. Tertius est spiritus animalis, quasi lucis radius, cujus sedes est in cerebro, et corporis nervis. In his omnibus est unius spiritus et lucis Dei energia. Quod a corde communicetur hepati spiritus ille naturalis, docet hominis formatio ab utero. Nam arteria mittitur juncta venæ per ipsius fœtus umbilicum : itidem in nobis postea semper junguntur arteria et vena. In cor est prius, quam in hepar, a Deo inspirata Adæ anima, et ab eo hepati communicata. Per inspirationem in os et nares, est vere inducta anima : inspiratio autem ad cor tendit. Cor est primum vivens, fons caloris in medio corpore. Ab hepate sumit liquorem vitæ, quasi materiam, et eum vice versa vivificat : sicut aquæ liquor superioribus elementis materiam suppeditat, et ab eis, juncta luce, ad vegetandum vivificatur. Ex hepatis sanguine est animæ materia, per elaborationem mirabilem, quam nunc audies. Hinc dicitur anima esse in sanguine, et anima ipsa esse sanguis, sive sanguineus spiritus. Non dicitur anima principaliter esse in parietibus cordis, aut in corpore ipso cerebri, aut hepatis, sed in sanguine, ut docet ipse Deus (Genes., IX, Levit., XVII et Deut., XII).

Ad quam rem est prius intelligenda substantialis generatio ipsius vitalis spiritus, qui ex aere inspirato, et subtilissimo sanguine componitur et nutritur. Vitalis spiritus in sinistro

» laudari colique non potuerit. » (J.-G. Schelhorn, *Amœnitates litterariæ*, 1725-1731, t. XIV, p. 393.)

cordis ventriculo suam originem habet, juvantibus maxime pulmonibus ad ipsius generationem. Est spiritus tenuis, caloris vi elaboratus, flavo colore, ignea potentia, ut sit quasi ex puriori sanguine lucidus vapor, substantiam in se continens aquæ, aeris, et ignis. Generatur ex facta in pulmonibus mixtione inspirati aeris cum elaborato subtili sanguine, quem dexter ventriculus cordis sinistro communicat. Fit autem communicatio hæc non per parietem cordis medium, ut vulgo creditur, sed magno artificio a dextro cordis ventriculo, longo per pulmones ductu, agitatur sanguis subtilis; a pulmonibus præparatur, flavus efficitur, et a vena arteriosa in arteriam venosam transfunditur. Deinde, in ipsa arteria venosa inspirato aeri miscetur, exspiratione a fuligine repurgatur. Atque ita tandem a sinistro cordis ventriculo totum mixtum per diastolem attrahitur, apta supellex, ut fiat spiritus vitalis.

Quod ita per pulmones fiat communicatio et præparatio, docet conjunctio varia, et communicatio venæ arteriosæ cum arteria venosa in pulmonibus. Confirmat hoc magnitudo insignis venæ arteriosæ, quæ nec talis, nec tanta facta esset, nec tantam a corde ipso vim purissimi sanguinis in pulmones emitteret ob solum eorum nutrimentum, nec cor pulmonibus hac ratione serviret : cum præsertim antea in embryone solerent pulmones ipsi aliunde nutriri, ob membranulas illas, seu valvulas cordis, usque ad horam nativitatis nondum apertas, ut docet Galenus. Ergo ad alium usum effunditur sanguis a corde in pulmones hora ipsa nativitatis, et tam copiosus. Item a pulmonibus ad cor non simplex aer, sed mixtus sanguine mittitur per arteriam venosam. Ergo in pulmonibus fit mixtio. Flavus ille color a pulmonibus datur sanguini spirituoso, non a corde. In sinistro cordis ventriculo non est locus capax tantæ et tam copiosæ mixtionis, nec ad flavum elaboratio illa sufficiens. Demum, paries ille medius, cum sit vasorum et facultatum expers, non est aptus ad communicationem et elaborationem illam, licet aliquid resudare possit. Eodem artificio, quo in hepate fit transfusio a vena porta ad venam cavam propter sanguinem, fit etiam in pulmone transfusio a vena arteriosa ad arteriam venosam propter spiritum. Si quis hæc conferat cum iis quæ scribit Galenus, lib. VI et VII, de usu partium, veritatem penitus intelliget, ab ipso Galeno non animadversam... (1) Parte illa majore inspiratus aer per tracheam arteriam ad pulmones ducitur, ut ab ipsis elaboratus ad arteriam venosam transeat, in qua flavo et subtili sanguini miscetur, ac magis elaboratur. Deinde, totum mixtum a sinistro cordis ventriculo diastole attrahitur, in quo fortissima et vivifica ignis ibi contenti virtute, ad suam formam perficitur, et fit spiritus vitalis, multis in ea elaboratione expiratis fuliginosis recrementis (2).

Extrait des Registres de la Faculté de médecine de Paris. Décanat de Jean Tagault. 1537.

Quidam scolasticus medicinæ, Michael Villanovanus, natione Hispanus, aut, ut dicebat, Navarrus, sed hispano parente progenitus, anno 1537, professus fuerat aliquot dies judiciariam seu divinatricem astrologiam Parisiis, quam lectionem reliquit, opere nostro absoluto, quod audiret judiciariam illam astrologiam damnari a doctoribus medicis Parisiensis Facultatis, tum in suis lectionibus, tum in publicis que in scolis medicinæ fiebantur, disputationibus. Indignatus ille Villanovanus quod ejus professio et divinatio sic a multis damnaretur et confutare tur apologiam quandam typis excudendam dedit, et evulgavit, in quâ particulares quosdam medicos doctores conviliis incesrebat, imo vero et totum ordinem, seu Collegium medicorum parisiensium inscitiæ arguebat. *Bella, pestes, oppressionem ecclesie predicebat, omniaque in homine sunt a cœlo pendere et astris adstruebat;* et ut facilius imperitis imponeret, veram astronomiam cum divinatrice astronomia confundebat. Duobus tribusve mecum (qui tunc Decanus eram) assumptis doctoribus, illum submonui ut apologiam illam non æderet in lucem, sed illam supprimeret, alioquin futurum ut illum ejus facti peniteret. Non paret monitis, mihi etiam illum submonenti verbis acerbioribus minatur, presentibus scolasticis plurimis et duobus tribus ved octoribus in area nostræ scole, post dissectum corpus humanum, quod illemet Villanovanus cum aliquo chirurgo

(1) *Christianismi Restitutio*, p. 169-171.
(2) *Idem*, p. 178.

dissecuerat. Pergit pertinax in proposito, imprimuntur apologiæ. Nam omnes accipit et passim dispergit. Porrigo supplicem libellum senatui, quo petimus ut apologiæ illæ venales non exponantur. Subscriptum est: Ostendatur procuratori generali Regis. Iterum presentatur supplicatio eodem senatui per advocatum regium Ramundum. Subscriptum est : compareat dictus Villanovanus die crastina mane hora septima in Curia. Ille temeraria quadam fretus audacia, comparuit. Illic adsum cum aliquot doctoribus medicis. Eo die, ob impedimenta curiæ, nihil actum est. Accedimus et adhuc atque iterum, sed re infecta recedimus. Peto interim in plena congregatione Universitatis apud Maturinos adjunctionem ipsius Universitatis. Singulæ facultates mihi illam lubentissime concesserunt. Mittit ad me Villanovanus Italos aliquot qui me rogabant ut tumultus iste sedaretur. Annuo et consentio, modo reus culpam fateretur coram facultate. Ille renuit. Jactat se passim triumphaturum de Decano et medicis illis, in quos invehebatur. Predicat et tota rumorem spargit in urbe, neque facultatem medicinæ neque universitatem negocium ejusmodi curare. In aliis comitiis Universitatis falsum illum rumorem extinguo. Petoque confirmationem adjunctionis mihi jam datæ pro facultate medicinæ. Singulæ facultates facile quod peto concedunt, et multo majora. Nam, et ex singulis facultatibus deliguntur aliquot viri qui me ad senatum comitarentur, astarentque audientie. Patronos duos convenio, Dominum Seiguier advocatum universitatis, et M. Jacobum le Febure, quem patronum facultatis deligeram. Illos quid dicturi essent et propositurí coram senatu instruo. Instructi et parati accedunt XVIII martii, accersiti à senatu. Aderant mecum tres theologi, dui doctores medici, Decanus facultatis juris pontifici, et procurator generalis universitatis. Res agitur apud senatum januis clausis. Seiguier primus pro universitate patrocinatur. Lefebure secundus pro facultate medicinæ. Marillac tertius pro astrologo divinatore, qui nihil habebat quo posset illum tutari. Raimondus patronus regius post illos egregie oravit. Itaque ab eo et patronis nostris multis sentenciis et rationibus damnata est et confutata astrologia judiciaria et divinatrix. In quam etiam prius apud universitatem semel atque iterum longa satis oratione declamaveram. Primus preses in illam multis verbis etiam debacchatus est, astrologum illum arguit et acerbe increpat. Consulit senatores, qui (dum astrologi divinationes a patronis recensebantur), omnes in illum dentibus (nec immerito) frendebant. Sentencia tandem a preside profertur. Sed mihi satis, quoniam dictus astrologus omnia quæ dixerat et scripserat *abrogabat*, nec se amplius defensorem faciebat judiciariæ illius astrologiæ, omni jure interdictæ a prophetis, sanctis conciliis, et catholicis doctoribus damnatæ, atque ab optimis quibusque philosophis et medicis aut irrisæ aut confutatæ. Sententia autem talis fuit :

Inhibitum est illi ne post hac profiteretur parisiis judiciariam astrologiam, et ne quemquam medicorum parisiensium verbo aut scriptis lacesceret, sub amenda arbitraria et pena carcerii (1).

Extrait de l'ouvrage de Realdo Colombo : DE RE ANATOMICA (1559).

Duæ insunt cordi cavitates, hoc est ventriculi duo. Ex his alter à dextris est, à sinistris alter ; dexter sinistro multò est major. In dextro sanguis adest naturalis, at vitalis in sinistro... Inter hos ventriculos septum adest, per quod ferè omnes existimant sanguini à dextro ventriculo ad sinistrum aditum patefieri... sed longa errant via ; nam sanguis per arteriosam venam ad pulmonem fertur, ibique attenuatur ; deinde cum aere unà per arteriam venalem ad sinistrum cordis ventriculum defertur : *Quod nemo hactenus aut animadvertit, aut scriptum reliquit, licet maximè sit ab omnibus animadvertendum...* Vena arteriosa magna est satis, imò verò multò major quàm necesse fuerit si sanguis ad pulmones supra cor exiguo intervallo deferendus duntaxat erat. Dividitur duos in truncos tum ad dextrum, tum ad sinistrum pulmonem ; deinde varios in ramos, quemadmodum tunc dicemus, cûm de pulmone agemus... Sentio arteriam venalem factam esse ut sanguinem cum aere à pulmonibus mixtum afferat ad sinistrum cordis ventriculum. Quod tam verum est quàm quod verissimum ; nam non modò si cadavera

(1) *Registres de la Faculté de médecine de Paris* ; t. V, fol. 97 *et seq.*

inspicis, sed si viva etiam animalia, hanc arteriam in omnibus sanguine refertam invenies; quod nullo pacto eveniret, si ob aerem duntaxat et vapores constructa foret. Quocirca ego illos anatomicos non possum satis mirari, qui rem tam præclaram, tantique momenti, non animadverterint, quamvis præcellentes haberi velint... Sed illis hoc satis est Galenum dixisse quasi Pythagoræ discipulis. Quid? quod aliqui nostro tempore in Galeni placita de anatome jurarunt, ut hoc audeant affirmare, Galenum Evangelistæ more suscipiendum essse, nihilque in ejus scriptis esse non verum, mirumque dictu est hoc dicto quantopere se efferant, ac anatomistarum principes popello jactent, quod quàm sit reprehendum nemo non videt, etenim quis est qui nunquam offendat?... Pulmonis usus est, ut rectè Anatomici scribunt, ob cordis refrigerationem : quod efficit, aerem ad illud frigidum deferens. Factus præterea fuit pulmo ad inspirationem atque expirationem, et ut voci deserviat. Atque hos omnes pulmonis usus noverunt qui ante me scripsere. Præter quos ego alium addo, maximi momenti, de quo ne per transennam quidem meminere. Est autem præparatio, et penè generatio vitalium spirituum, qui postmodum in corde magis perficiuntur. Aerem namque per nares et os inspiratum suscipit : nam asperæ arteriæ vehiculo per universum pulmonem fertur; pulmo, verò, aerem illum unâ cum sanguine miscet, qui â dextro cordis ventriculo profectus per arterialem venam deducitur. Vena enim hæc arterialis præterquam quòd sanguinem pro sui alimento defert, adeà ampla est ut alius usus gratia deferre possit. Sanguis hujusmodi, ob assiduum pulmonum motum, agitatur, tenuis redditur, et unâ cum aere miscetur, qui et ipse in hac collisione, refractioneque præparatur, ut simul mixti sanguis et aer per arteriæ venalis ramos suscipiantur; tandemque per ipsius truncum ad sinistrum cordis ventriculum deferantur : deferuntur, verò, tam bellè mixti atque attenuati, ut cordi exiguus præterea labor supersit. Post quam exiguam elaborationem, quasi extrema imposita manu vitalibus hisce spiritibus, reliquum est ut illos ope arteriæ ahorti per omnes corporis partes distribuat. Non vereor quin novus hic pulmonum usus, quem nemo anatomicorum hactenus somniavit, incredulis atque Aristotelicis paradoxon videri debeat; quos oro, rogoque ut pulmonis magnitudinem contemplentur, quæ absque vitali sanguine permanere non poterat, cum nulla sit tam minima corporis particula, quæ illo destituatur. Quod si vitalis hic sanguis in pulmonibus non gignitur, à qua parte transmitti poterat, præterquam ab ahorti arteria? At ab ahorti arteria ramus nullus, neque magnus neque parvulus, ad pulmones mittitur. Nam quo pacto per venam aut per arteriam venalem deferri sanguis vitalis ad pulmones potest, cûm neutra pulset? Hæc, igitur, candide lector, quam dixi, arterialis vena constructa fuit, ut sanguinem, eo quo diximus pacto elaboratum, intrò afferret ad cor ipsum; non ut à corde eliciat et extra ferat. Ad hæc quæ diximus, illa etiam accedit ratio : Medicos tunc è pulmonibus manantem sanguinem conjectare, atque adeò certò scire, longo rerum usu edoctos, non modo quòd cum tussi eliciatur, sed etiam quia floridus est, tenuis, et pulcher, ut de sanguine arteriarum quoque dicere consueverunt. Quas rationes, qui sincero animo considerare voluerit, acquiescet, sat scio, veritatique locum dari patietur... Verùm est quoddam hominum genus adeò vecors et rude, ut neque invenire ipsi novi quicquam velint aut possint; propterea quidquid magni nominis medicus scripsit, illi statim suscribunt, neque ab ejus dogmatibus vel tantillum discedunt. Tu, verò, candide lector, doctorum hominum studiose, veritatis autem studiosissime, experire, obsecro, in brutis animantibus, quæ viva ut seces, moneo atque hortor, experire, inquam, an id quod dixi, cum re ipsa consentiat; nam in illis arteriam venalem illiusmodi sanguinis plenam invenies, non aere plenam, aut fumis ut vocant..... (1).

(1) Colombo, *De re anatomicâ;* 1559, in-fol. Lib. VII et XI.

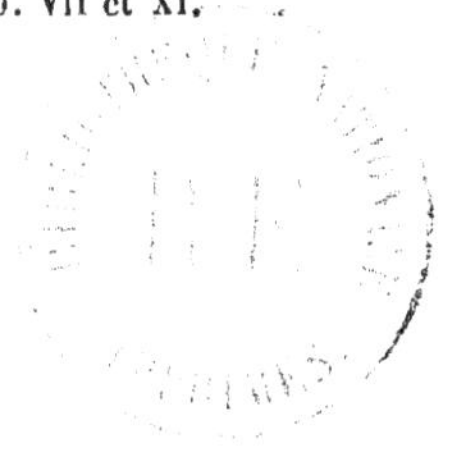

PARIS. — IMPRIMERIE DE E. MARTINET, RUE MIGNON, 2.

PARIS. — IMPRIMERIE ÉMILE MARTINET, RUE MIGNON, 2.

www.ingramcontent.com/pod-product-compliance
Ingram Content Group UK Ltd.
Pitfield, Milton Keynes, MK11 3LW, UK
UKHW021130230726
13926UKWH00002B/704

9 782016 177198